SCHNELL & EINFACH VEGAN GENIESSEN

Man ist, was man isst ...

Der Arbeitstag war lang und anstrengend. Am Abend noch ewig in der Küche stehen, hört sich da nur wenig attraktiv an. Kommt der Hunger, sind die guten Vorsätze, endlich gesünder zu essen, meist schon über alle Berge. Fertigprodukte sind dann häufig eine willkommene Option. Denn auch wer sich vegan ernährt, ist nicht immun gegen Pommes und Co. Immer mehr Supermärkte bieten vegane Fertigprodukte an, das vegane Angebot von Lieferdiensten wächst stetig. Kurzum, die Verführung ist groß. Brot gab es bereits die letzten drei Tage, der Kühlschrank ist leer und die Überzeugung der eigenen Kochfähigkeiten ist eher gering. Häufig finden sich gleich mehrere Ausreden, sich abends nicht in die Küche zu stellen und frisch zu kochen.

Doch stellen Sie sich vor, es gäbe die Möglichkeit, sich im Handumdrehen ein gesundes und leckeres Abendessen zuzubereiten. Ein Abendessen, das mit vielen lebenswichtigen Nährstoffen überzeugt, die Sie fit für den Alltag machen. Ein Abendessen, bei dem Sie nach einem anstrengenden Tag zur Ruhe kommen und genießen können.

Man ist, was man isst. So alt das Sprichwort auch sein mag, beinhaltet es bis heute viel Wahrheit. Es liegt an uns, was wir zu uns nehmen und wie wir so unseren Körper und letztlich auch unser Wohlbefinden beeinflussen. Besonders eine vegane Ernährung sagt viel über uns und unseren Lebensstil aus.

Wer leistungsfähig sein möchte, kann seinen Körper nicht über lange Zeit hinweg mit minderwertigen Lebensmitteln versorgen. Um gesund und fit zu bleiben, ist eine gesunde Ernährung essenziell. Dass gesunde Ernährung auch mit wenig Aufwand möglich ist, zeigt dieses Buch. Alle Rezepte sind in maximal 30 Minuten zubereitet. Viele der vorgestellten Gerichte können Sie bereits nach 20 Minuten genießen. Zudem erhalten Sie die verwendeten Zutaten im Supermarkt, sodass auch der Einkauf ganz ohne Mehraufwand auskommt.

Sie finden im Buch wertvolle Tipps für die richtige Lebensmittelauswahl und erfahren, welche Lebensmittel einen positiven Effekt auf Ihre Gesundheit haben.

Gesundes Essen und schnelle Küche sind noch immer in vielen Köpfen ein Widerspruch, der im Grunde gar nicht notwendig ist. Besonders bei veganen Rezepten denken viele Menschen an komplizierte Gerichte, ausgefallene Zutaten und endlos lange Einkaufslisten, die in speziellen Läden teuer abgearbeitet werden müssen.
Doch vegane und gesunde Küche geht auch anders. Der Einkauf sowie die Zubereitung der vorgestellten Rezepte bleibt ohne Probleme in einem überschaubaren Zeitrahmen, sodass Sie auch nach einem langen Tag ohne viel Aufwand ein gesundes Abendessen zaubern können. Viele Zutaten haben Sie vielleicht bereits zu Hause, weil sie sowieso auf der wöchentlichen Einkaufsliste stehen. Zudem erhalten Sie die Zutaten der folgenden Rezepte im herkömmlichen Supermarkt. Lange Touren in ausgefallene Läden, die es in Ihrem Ort möglicherweise gar nicht gibt, sind somit nicht notwendig.

Die kurze Zubereitungszeit der Gerichte hat nicht nur den Vorteil, dass Sie Zeit beim Kochen sparen. Die gewonnene Zeit können Sie hervorragend nutzen, um das Essen zu genießen.

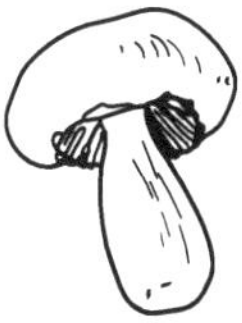

Viele von uns kennen es - zwischen zwei Terminen schlingen wir noch schnell etwas zu Essen runter. Doch auch zu Hause läuft nicht selten der Fernseher nebenher, wir surfen im Internet oder lesen Zeitung. Dass der Genuss dabei auf der Strecke bleibt, ist naheliegend. Dabei gehört bewusstes Genießen zum gesunden Essen einfach dazu.

Ein selbst zubereitetes frisches Essen hat es einfach verdient, ausgiebig genossen zu werden. Möchten Sie Ihr Essen genießen, schenken Sie ihm Aufmerksamkeit und gönnen Sie sich die verdiente Ruhe am Abend. Kauen Sie das Essen gut, anstatt es nebenbei hinunterzuschlingen. Ihr Bewusstsein für gesunden Genuss wird sich dabei verändern. Wer sein Essen gut kaut und in Ruhe genießt, tut seinem Körper Gutes.
Die Verdauung kann auf natürliche Weise arbeiten und alle wichtigen Nährstoffe aus der Nahrung verwerten. Das natürliche Gefühl für Hunger und Sättigung, das oft genug im Alltagsstress verloren geht, stellt sich wieder ein. Essen ist nicht alleine zum Überleben notwendig, sondern kann, richtig umgesetzt, das eigene Wohlbefinden steigern.

Veganismus ist keine Mangelernährung.

Kritiker veganer Ernährung befürchten häufig eine nicht ausreichende Versorgung mit lebenswichtigen Nährstoffen. Besonders häufig werden die Nährstoffe Eisen, Vitamin B12, Zink, Calcium und Vitamin D genannt, wenn es um einen Nährstoffmangel aufgrund veganer Ernährung geht. Dabei kann jede Ernährungsweise zu einem Nährstoffmangel führen - ganz gleich, ob vegan, vegetarisch oder omnivor. Viele Veganer setzen sich aktiv mit den Lebensmitteln, die sie zu sich nehmen, auseinander. Das sollte jeder Mensch tun, ganz gleich, welche Ernährungsform er für sich wählt. Denn nur wer darüber Bescheid weiß, welche Inhaltsstoffe in den Lebensmitteln stecken, die er zu sich nimmt, kann eine Mangelernährung vermeiden.

Besonders wichtig ist es, auf den eigenen Nährstoffhaushalt zu achten. Denn eine pflanzliche Ernährung kann den menschlichen Nährstoffbedarf abdecken und darüber hinaus viele gesundheitliche Vorteile mit sich bringen. Veganer berichten immer wieder von positiven Auswirkungen auf die Verdauung, die Herzgesundheit und den Blutdruck. Zudem haben viele pflanzliche Lebensmittel einen cholesterinsenkenden Effekt. So enthalten zum Beispiel Bohnen und Kürbis lösliche Ballaststoffe, die Cholesterin binden und anschließend aus dem Körper transportieren.

Um von diesen Vorteilen profitieren zu können, ist eine ausreichende Nährstoffversorgung jedoch unabdingbar. Mithilfe einer gesunden Ernährung lässt sich diese aber unkompliziert in den Alltag integrieren.

Wie decken Veganer ihren Nährstoffbedarf?

Den eigenen Nährstoffbedarf ganz ohne tierische Produkte zu decken, ist auf vielfältige Art und Weise möglich.

So enthalten Kürbiskerne, Linsen und Haferflocken viel Zink und können ohne Weiteres als Bestandteil einer gesunden und schnellen Küche dienen. Für eine normale Wundheilung sowie die Aufrechterhaltung des Säure-Basen-Haushaltes im menschlichen Körper ist eine ausreichende Versorgung mit Zink notwendig. Schwarzer Tee und Kaffee können die Aufnahme von Zink hemmen.

Eisen wird für den Sauerstofftransport im Körper sowie für die Immunabwehr und die Aktivierung von Enzymen benötigt. Dem viel befürchteten Eisenmangel beugen Sie mit Quinoa, Sesamsamen, Spinat und Kürbiskernen vor. Doch auch Trockenfrüchte wie Datteln oder Aprikosen und Gemüsesorten wie Fenchel oder Zucchini enthalten viel wertvolles Eisen. Besonders gut wird Eisen in Kombination mit Vitamin-C-haltigen Nahrungsmitteln aufgenommen. Wobei Kaffee, Milch und schwarzer Tee die Aufnahme von Eisen hemmen. Überlegen Sie sich, welche eisenhaltigen Lebensmittel Sie gerne essen und beziehen Sie diese in Ihre Ernährung ein. Eine eisenhaltige vegane Mahlzeit wäre beispielsweise Quinoa mit Kichererbsen-Curry und einem Topping aus unterschiedlichen Nüssen und Kernen wie Pinienkernen und Sonnenblumenkernen.

Etwas schwieriger, aber dennoch nicht unmöglich, wird es bei der ausreichenden Zufuhr von Vitamin B12. Vitamin B12 kommt fast nur in tierischen Lebensmitteln vor und kann nur über die Schleimhäute von Mund und Dünndarm aufgenommen werden. Es ist essenziell für die

Blutbildung und den Schutz der Nervenzellen. Wer sich ausschließlich vegan ernährt, sollte Vitamin B12 deswegen auf lange Sicht supplementieren, zum Beispiel in Tablettenform oder mithilfe von B12-Zahncreme. Einige Lebensmittel wie Pflanzendrinks oder Säfte sind mit B12 angereichert und können ergänzend zu Supplementen konsumiert werden. Der empfohlene Tagesbedarf an Vitamin B12 liegt bei drei Mikrogramm. Liegt ein erhöhtes Stresslevel oder eine Erkrankung vor, steigt der Bedarf. Ähnlich wie bei anderen Nährstoffen steigt der Vitamin B12-Bedarf auch während der Schwangerschaft und Stillzeit.

Vergleichbar verhält es sich mit Vitamin D, welches zur Immunabwehr und Knochenbildung notwendig ist. Die Versorgung mit Vitamin D kann durch ausreichend Sonneneinstrahlung sichergestellt werden. Jedoch sind wir häufig aufgrund unserer Arbeit gezwungen, viel Zeit drinnen zu verbringen. Besonders in den Wintermonaten, in denen die Sonneneinstrahlung in unseren Breitengraden eher schwach ausfällt, wird deswegen die Einnahme eines zusätzlichen Vitamin-D-Präparates empfohlen, auch für Menschen, die sich nicht vegan ernähren.

Ein weiterer weit verbreiteter Irrglaube ist, dass Kuhmilch der einzige und beste Calciumlieferant sei. Calcium ist in jedem Fall wichtig für den menschlichen Körper. Es wird für die Blutgerinnung sowie die Stabilisierung der Zellmembranen benötigt und stellt einen notwendigen Baustein von Zähnen und Knochen dar. Der notwendige Bedarf an Calcium lässt sich mithilfe von Sesamsamen, Grünkohl und Nüssen decken. Ebenfalls zuverlässige Calciumlieferanten sind getrocknete Feigen, Wildpflanzen und angereicherte Pflanzendrinks. Auch Mineralwasser enthält häufig jede Menge Calcium, sodass sich ein Vergleich beim Einkauf durchaus lohnt.

Weiterhin sollten auf einem veganen Speiseplan gesunde pflanzliche Fette auf keinen Fall fehlen. Um ausreichend Fett zu sich zu nehmen, empfehlen sich vor allem Mandeln und Nüsse. Sie passen ins morgendliche Müsli, eignen sich bestens als Topping auf Salaten und Co. und sind ein leckerer und gesunder Snack für zwischendurch. Ein abwechslungsreicher und ausgewogener veganer Speiseplan sollte zudem Vollkornprodukte, Obst, Gemüse und Alternativen zu raffiniertem Zucker beinhalten.

Man soll dem Leib etwas Gutes bieten,
damit die Seele Lust hat darin zu wohnen.

WINSTON CHURCHILL

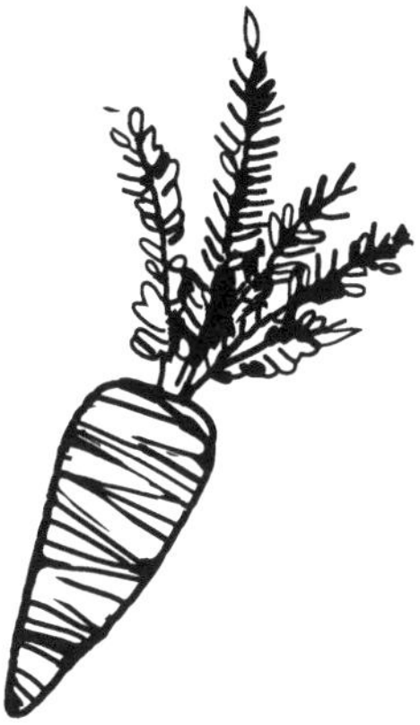

Wie notwendig sind Nahrungsergänzungsmittel?

Da Veganismus sich immer größerer Beliebtheit erfreut, finden Sie in Supermärkten und Drogerien immer häufiger Nahrungsergänzungsmittel. Abgesehen von Vitamin B12 ist die Einnahme solcher Präparate jedoch nicht zwingend notwendig. Investieren Sie lieber in eine abwechslungsreiche und vollwertige Ernährung, die Ihren Nährstoffbedarf auf natürlichem Wege abdeckt.

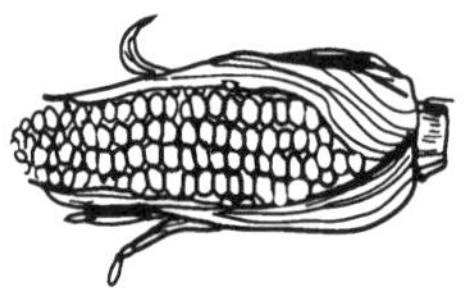

Informieren Sie sich, welche Nährstoffe Ihr Körper benötigt und welche Lebensmittel Sie in Ihre tägliche Ernährung integrieren sollten. Bei Nahrungsergänzungsmitteln lässt sich häufig nur schwer erkennen, wie qualitativ hochwertig diese tatsächlich sind.

Nehmen Sie viele frische unverarbeitete Lebensmittel zu sich, wissen Sie hingegen, was Sie Ihrem Körper zuführen. Ernährung erfordert in jeder Form eine aktive Auseinandersetzung mit Inhaltsstoffen und deren Auswirkung und Notwendigkeit auf den eigenen Körper. Keine Sorge, das notwendige Wissen müssen Sie nicht an einem Tag erwerben. Nehmen Sie sich ein wenig Zeit, sich in die Thematik einzuarbeiten. Verfügen Sie erst einmal über das nötige Basiswissen, ist alles Weitere ein spannender Weg, den es nach und nach zu erkunden gilt.

Woran erkenne ich Mangelerscheinungen?

Mangelerscheinungen treten häufig nicht von jetzt auf gleich auf. Wenn sich die ersten Symptome bemerkbar machen, fehlen dem Körper schon einige Zeit wichtige Nährstoffe. Da die jeweiligen Nährstoffe unterschiedliche wichtige Funktion im Körper erfüllen, sind die Symptome einer unzureichenden Nährstoffzufuhr ganz unterschiedlich. Besonders häufige Anzeichen sind allgemeine Schwäche, Müdigkeit, Antriebslosigkeit, Abgeschlagenheit sowie ein veränderter Appetit. Doch auch Muskelschmerzen, eine getrübte Stimmung und eine gestörte Wundheilung können auf einen Nährstoffmangel hinweisen.

Wer auf seinen Körper achten und sich bewusst ernähren möchte, für den sind regelmäßige Blutuntersuchungen beim Arzt empfehlenswert. So ist leicht zu überprüfen, ob bestimmten Nährstoffe fehlen.

Liegt eine Mangelerscheinung vor, hilft es, die eigene Ernährung zu reflektieren. Welche Lebensmittel dominieren Ihren Speiseplan? Wie regelmäßig essen Sie und was? Doch auch weitere Faktoren wie Alkoholkonsum, das eigene Bewegungsverhalten sowie übermäßige Belastung und Stress können den Nährstoffhaushalt beeinflussen.

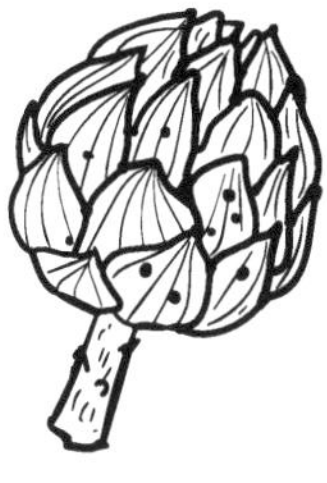

VORBEREITUNG IST ALLES

Zeitersparnis durch geschickte Vorbereitung.

Beim Kochen gilt: Vorbereitung ist alles. Beherzigen Sie ein paar Tipps und das Kochen geht schneller und einfacher von der Hand.

Lesen Sie das Rezept durch, ehe Sie anfangen zu kochen.
So erhalten Sie schon im Vorfeld einen Überblick über die notwendigen Arbeitsschritte und verzetteln sich nicht während des Kochens. Sie wissen schon im Voraus, wo sich kurze Wartezeiten ergeben. Während das Essen im Ofen steht, können Sie die Küche aufräumen. Während die Pasta im Topf kocht, bereiten Sie die Soße zu.

Stellen Sie Zutaten und Arbeitsutensilien vor dem Kochen bereit.
Haben Sie alle Gerätschaften und Zutaten griffbereit, spart das jede Menge Zeit. Zudem vermeiden Sie so kleine Missgeschicke, wie ein anbrennendes Essen während der Suche nach dem Kochlöffel.

Halten Sie Ordnung in der Küche.
Eine ordentliche Küche hilft dabei, den Überblick zu behalten. Säubern Sie Ihren Arbeitsplatz, nachdem Sie ihn benutzt haben. Außerdem macht Kochen viel mehr Spaß und geht schneller von der Hand, wenn nach einem stressigen Tag nicht erst die Küche aufgeräumt werden muss.

Bewahren Sie Lebensmittel übersichtlich auf.
Eine strukturierte Küche erspart langes Suchen. Füllen Sie Gewürze sowie Grundnahrungsmittel wie Reis, Nudeln, Haferflocken und Nüsse in Gläser und beschriften Sie diese.

Erhitzen Sie Wasser im Wasserkocher.
Benötigen Sie kochendes Wasser, um zum Beispiel Pasta zuzubereiten, erwärmen Sie das Wasser im Wasserkocher und geben Sie es anschließend in den Topf. Das spart nicht nur Zeit, sondern auch Strom.

Nutzen Sie übriggebliebenes Essen.
Es ist Gemüse übriggeblieben? Wunderbar! Pürieren Sie das Gemüse mit ein paar Gewürzen und zaubern Sie so einen leckeren Brotaufstrich daraus. Sie haben nicht alle Nudeln aufgegessen? Machen Sie im Handumdrehen einen leckeren Nudelsalat daraus. So lassen sich viele vermeintliche Reste weiterverwenden, sodass nichts der guten Zutaten im Müll landet. Darüber freut sich nicht zuletzt auch Ihr Geldbeutel.

Nutzen Sie geschnittenes Gemüse.
Für besonders anstrengende Tage bietet es sich an, vorgeschnittenes Gemüse im Tiefkühler zu haben. Alternativ können Sie auch selbst Gemüse vorschneiden und im Kühlschrank aufbewahren.

Kochen Sie Grundnahrungsmittel vor.
Basics wie Reis, Pasta oder Quinoa können Sie für mehrere Tage vorkochen. Gekühlt und in einer verschließbaren Box halten sich Pasta und Reis zwei bis drei Tage. Diese Grundzutaten lassen sich wunderbar zu ganz unterschiedlichen Gerichten kombinieren.

Kochen Sie die doppelte Menge und frieren Sie einen Teil ein.
Besonders bei Suppen bietet es sich an, die doppelte Menge zu kochen und einen Teil einzufrieren. So haben Sie eine nahrhafte Mahlzeit zu Hause, die Sie einfach nur Auftauen müssen - quasi ein selbstgemachtes Fertiggericht.

Benutzen Sie häufiger den Topfdeckel.
So bleibt die Hitze im Topf. Das Kochen geht dadurch nicht nur schneller, sondern Sie sparen zusätzlich Energie. Bewahren Sie Töpfe zusammen mit dem passenden Deckel auf. Das verschont Sie vor langem Suchen.

Überlegen Sie sich im Vorfeld, was sie abends kochen möchten.
Wir kennen es alle. Wir stehen abends hungrig im Supermarkt und überlegen, was wir essen könnten. Das Resultat ist nur selten ein gesundes Gericht. Wir denken viel zu lange darüber nach und sind mit dem Ergebnis doch meist nicht zufrieden. Besser ist es, sich frühzeitig Gedanken um das Abendessen zu machen und gezielt dafür einzukaufen.

Legen Sie Vorräte an.
Ein gut gefüllter Vorratsschrank bewahrt Sie vor stressigen Großeinkäufen am Abend. Im Anschluss finden Sie Inspirationen, um den veganen Vorratsschrank zu befüllen.

DER VEGANE VORRATSSCHRANK

Diese Basics sollten Sie zu Hause haben:

Mandeln, Kerne und Nüsse sind vielseitig einsetzbar und gesund. Sonnenblumenkerne, Mandeln, Cashewkerne, Walnüsse, Pinienkerne und Co. sind lecker als Snack, Topping sowie in Pesto, Aufstrichen und Milchalternativen. Zudem liefern sie gesunde Fette und Proteine.

Haferflocken eignen sich nicht nur für ein gesundes Frühstück, sondern auch zum Backen und für leckere Bratlinge.

Tiefkühlprodukte wie Gemüse und Kräuter sind die Rettung, wenn es wirklich schnell gehen muss. Zudem bleiben Vitamine in Tiefkühlkost länger und besser erhalten als in frischen Lebensmitteln und sind eine tolle Alternative, wenn die Saison gerade nicht das Wunschgemüse hergibt.

Getreide wie Quinoa, Buchweizen, Reis, Hirse und Getreideprodukte wie Vollkornnudeln sind super Basics für eine gesunde und schnelle Küche.

Hülsenfrüchte sind nicht nur zuverlässige vegane Eiweißlieferanten, sondern auch vielseitig einsetzbar. Salate, Suppen, Bratlinge und Soßen sind nur einige Beispiele, wie Hülsenfrüchte lecker verarbeitet werden können. Linsen, Kichererbsen, Kidneybohnen und grüne Erbsen gehören deswegen eindeutig in den veganen Vorratsschrank.

Milchalternativen wie Mandel- oder Haferdrinks sind lange haltbar und können gut gelagert werden. Auch Kokosmilch, die zum Beispiel als Grundlage für Currys dient, kann problemlos als Vorrat dienen.

Alternativen zu raffiniertem Zucker wie Datteln, Agavendicksaft oder Kokosblütenzucker sind für alle unabdingbar, die gerne Süßspeisen essen.

Öle und Fette sind essenziell für eine ausgewogene vegane Ernährung. Als vollwertige Fettquellen dienen unter anderem Kokosöl, Olivenöl und verschiedene Nussmuse.

Gewürze runden ein Gericht ab. Deswegen sollten Sie einige Gewürze in ihrem Vorratsschrank beherbergen. Dazu zählen neben Salz und Pfeffer Paprikapulver, Currypulver und getrocknete Kräuter wie Oregano und Rosmarin. Mittlerweile gibt es auch fertig kombinierte Gewürzmischungen, beispielsweise für asiatische Pfannengerichte. So brauchen Sie nicht unzählige Gewürze, sondern können auf eine Dose zurückgreifen, in der schon alles fertig gemischt ist. Ergänzt wird Ihr Gewürzsortiment durch Hefeflocken. Diese enthalten eine Vielzahl an B-Vitaminen und eignen sich mit ihrem leicht käsigen Geschmack super als vegane Alternativen zu Rahmsoße und Käsegerichten.

Naturtrüber Apfelessig und Weißweinessig bieten eine gute Grundlage für zahlreiche Salatdressings.

Senf, Tomatenmark, Gemüsebrühe, Currypaste sind ebenfalls Basics, die in den veganen Vorratsschrank gehören und super zum Kochen und Würzen geeignet sind.

Alternativen zu Weizenmehl wie Dinkel- oder Roggenmehl dienen als Backzutat oder für Süßspeisen.

Tomaten aus der Dose sind eine klasse Grundlage für schnelle Tomatensoßen.

Und nun kommt der schönste Teil des Buches. Freuen Sie sich auf 51 tolle Rezepte, die nicht nur gesund und lecker sind, sondern auch im Handumdrehen zubereitet.

Die Rezepte beinhalten jeweils Mengenangaben für
zwei hungrige Personen.

Viel Spaß beim Kochen und Genießen!

Ihre Amelie Lengsfeld

Suppen sind großartig.
Sie sind gesund, schnell zuzubereiten
und lassen sich vielfältig variieren.
An kalten Tagen ist eine heiße Suppe
genau das Richtige, im Sommer
sind kalte Varianten eine willkommene
leichte Hauptmahlzeit.

SUPPEN

FÜR EILIGE

KÜRBISSUPPE

✓ kalorienarm ✓ regional ✓ glutenfrei

Zutaten

2 Personen 25 Minuten

500 g Kürbisfleisch (z.B. Hokkaido oder Butternuss)
1 Zwiebel
3 El Olivenöl
100 g Karotten
375 ml Gemüsebrühe
1 Tl Currypulver
Salz
Pfeffer
1 daumennagelgroßes Ingwerstück
2 El Kürbiskerne

Zubereitung

Die Zwiebeln in Würfel schneiden und in Olivenöl glasig anbraten. Den Kürbis und die Karotte bei Bedarf schälen und in mundgerechte Stücke schneiden.

Kürbis und Karotte zu den Zwiebeln geben und etwa fünf Minuten in einem großen Topf anbraten. Mit Gemüsebrühe ablöschen und das Currypulver hinzugeben.

Den Ingwer schälen, reiben und ebenfalls hinzufügen. Auf niedriger Stufe circa 15 Minuten köcheln lassen. Das Ganze mit einem Pürierstab pürieren und mit Pfeffer und Salz abschmecken.

Die Kürbiskerne kurz in einer Pfanne anrösten.
Die Suppe auf Tellern verteilen und mit Kürbiskernen garnieren.

♥ *Tipp: Sie mögen keinen Ingwer? Verwenden Sie alternativ ein bis zwei gepresste Knoblauchzehen.*

ERBSENSUPPE MIT FRISCHER MINZE

✓ ballaststoffreich ✓ regional ✓ fettarm

Zutaten

2 Personen 25 Minuten

4 Kartoffeln
1 Süßkartoffel
1 Karotte
500 g Tiefkühlerbsen
2 El Pflanzenöl
125 ml Gemüsebrühe
25 ml Weißwein
2 Stängel Minze
½ Tl Chilipulver
½ Tl Majoran, gerebelt oder frisch
150 ml Pflanzensahne
Salz
Pfeffer

Zubereitung

Kartoffeln, Süßkartoffeln und Karotten bei Bedarf schälen und in kleine Würfel schneiden. Öl in einem Topf erhitzen. Das Gemüse darin drei Minuten anschwitzen. Mit 50 ml Gemüsebrühe ablöschen.

Den Weißwein hinzugeben und das Ganze fünf Minuten köcheln lassen.
Die Minzblätter von den Stängeln entfernen und hacken. Mit den restlichen Gewürzen in den Topf geben.

Die Hälfte der Erbsen zusammen mit der Sojasahne unter das Gemüse rühren und weitere fünf Minuten köcheln lassen. In der Zwischenzeit die restlichen Erbsen zusammen mit der verbliebenen Gemüsebrühe pürieren und in den Topf geben.

Die Suppe weitere fünf bis acht Minuten köcheln lassen. Mit Salz und Pfeffer abschmecken.

ASIATISCHE GEMÜSESUPPE

✓ kalorienarm ✓ schön scharf ✓ glutenfrei

Zutaten

2 Personen 25 Minuten

1 Kartoffel
1 Karotte
400 ml Kokosmilch
1 Zwiebel
1 Tomate
1 Paprika
Salz
Pfeffer
Paprikagewürz
2 Knoblauchzehen
1 Chilischote
1 Tl Currypaste

Zubereitung

Das Gemüse bei Bedarf schälen und in mundgerechte Stücke schneiden. Das geschnittene Gemüse in einen Topf geben, mit Wasser bedecken und zum Kochen bringen.

Das Gemüse so lange kochen, dass es noch knackig ist.

Die Kokosmilch hinzugeben und die Suppe weitere zehn Minuten kochen. Die Currypaste hinzufügen.

Die Suppe mit Salz, Pfeffer und Paprikagewürz abschmecken.

♥ *Tipp: Servieren Sie die Suppe mit etwas Sojasoße, Sprossen oder geriebenen Ingwer.*

KALTE TOMATEN-PAPRIKA-SUPPE

✓ Blitz-Rezept ✓ kalorienarm ✓ glutenfrei

Zutaten

2 Personen 15 Minuten

3 mittelgroße Tomaten, alternativ 1 Dose Pizzatomaten

1 Paprikaschote
100 g Kichererbsen
Salz
Pfeffer
2 El Olivenöl
1 Knoblauchzehe

Zubereitung

Die Stiele der Tomaten entfernen und die Tomaten in grobe Stücke schneiden.

Die Paprika entfernen und in Stücke schneiden.

Den Knoblauch schälen und fein hacken.

Das Ganze mit einem Pürierstab zerkleinern. Die Kichererbsen hinzufügen.
Die Suppe mit Pfeffer und Salz abschmecken.

Zwei Esslöffel Olivenöl darüber träufeln.

♥ *Tipp: Garnieren Sie die Suppe mit frischen Basilikumblättern.*

Auch ohne Rezept lässt sich
ruck zuck eine leckere Suppe machen!

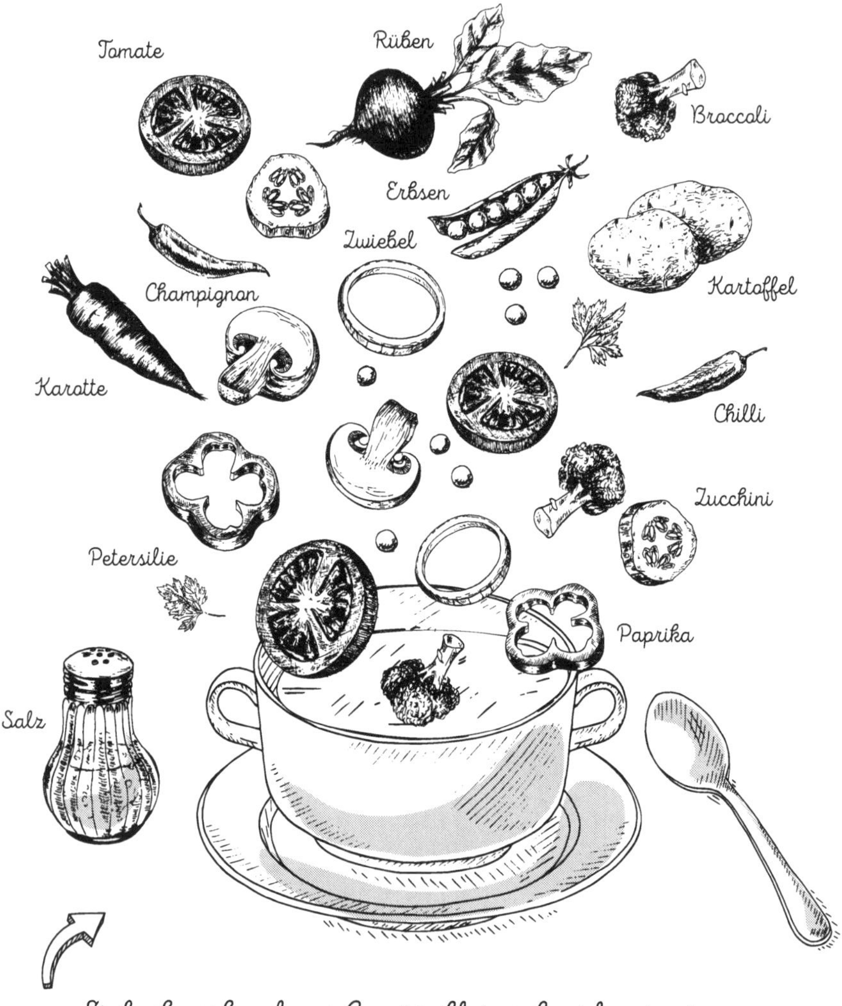

Einfach vorhandenes Gemüse klein schneiden, in einen
großen Topf geben, kurz anbraten, Gemüsebrühe dazu,
15-20 Minuten köcheln lassen - fertig!

BLUMENKOHLSUPPE

✓ enthält gesunde Fette ✓ reich an Vitamin C ✓ glutenfrei

Zutaten

2 Personen 20 Minuten

1 Blumenkohl
1 Zwiebel
350 ml Gemüsebrühe
3 El Mandelmus
2 El Öl
1 Handvoll Kürbiskerne
Salz
Pfeffer

Zubereitung

Das Öl in einem Topf erhitzen. In der Zwischenzeit die Zwiebel schälen und in Würfel schneiden.

Die Zwiebel anbraten, bis sie glasig ist. Den Blumenkohl in Röschen schneiden und kurz anbraten. Das Ganze mit Gemüsebrühe ablöschen.

Etwa acht Minuten köcheln lassen, bis der Blumenkohl weich ist. Mit Mandelmus, Salz und Pfeffer würzen und mit einem Pürierstab zerkleinern.

Die Kürbiskerne in einer Pfanne rösten und die fertige Suppe damit garnieren.

♥ *Tipp: Sparen Sie sich nach besonders stressigen Tagen das Blumenkohlschneiden und verwenden sie tiefgekühlte Blumenkohlröschen.*

AUSGEFALLENE TOMATENSUPPE

✓ genial einfach ✓ schön scharf ✓ glutenfrei

Zutaten

2 Personen 15 Minuten

1 Dose Pizzatomaten
250 ml Kokosmilch
60 g Tomatenmark
½ Chilischote
1 TL Kreuzkümmel
1 TL Currypulver
Saft ½ Zitrone
150 ml Wasser
Salz
Pfeffer
Baguette oder frisches Bauernbrot

Zubereitung

Die Chilischote entkernen, zerkleinern und zusammen mit den Pizzatomaten in einem Topf erhitzen. (Achtung scharf! Gegebenenfalls nicht die ganze Chilischote verwenden)

Wasser und Tomatenmark unter Rühren hinzufügen. Das Ganze kurz aufkochen lassen und etwa drei Minuten köcheln lassen. Mit Kreuzkümmel und Currypulver würzen.

Kokosmilch hinzugeben und die Suppe pürieren. Mit Zitronensaft, Salz und Pfeffer abschmecken. Zusammen mit dem Brot genießen.

TÜRKISCHE LINSENSUPPE

✓ schön scharf ✓ ballaststoffreich ✓ glutenfrei

Zutaten

2 Personen 25 Minuten

150 g rote Linsen
1 Zwiebel
1 El Margarine
2 El Olivenöl
½ Tl Kreuzkümmel
½ Tl Kurkuma
½ Tl Chiliflocken
750 ml Wasser
Salz
Pfeffer
2 El Zitronensaft

Zubereitung

Die Zwiebel schälen und würfeln. Linsen und die Hälfte der Zwiebel in einen Topf mit Wasser geben und etwa 15 Minuten lang kochen, bis die Linsen weich sind.

Anschließend abgießen und dabei das Kochwasser in einem geeigneten Gefäß auffangen. Margarine in eine kleine Pfanne geben und mit der restlichen Zwiebel glasig anbraten. Die gebratene Zwiebel nun zusammen mit dem Chilipulver unter die Linsen rühren.

Die Linsen mit dem Pürierstab pürieren. Dabei schrittweise das Kochwasser hinzufügen, bis die gewünschte Konsistenz erreicht ist.

Die Suppe erneut kurz aufkochen. Dabei Olivenöl und Zitronensaft hinzufügen und mit den Gewürzen abschmecken.

♥ *Tipp: Linsen haben mit neun Gramm Eiweiß pro 100 Gramm einen hohen Eiweißgehalt und stellen eine wichtige Proteinquelle für Veganer dar. Linsen enthalten jedoch nicht alle lebenswichtigen Eiweißbausteine. Genießen Sie Linsen deshalb in Kombination mit Getreide, zum Beispiel einer frischen Scheibe Vollkornbrot.*

Stullen sind langweilig und Burger nur was für Fleischliebhaber? Nicht im Geringsten! Burger, Sandwichs und Co. lassen sich super vorbereiten, toll variieren und sind die idealen Begleiter für Unterwegs. Abgerundet werden sie mit leckeren Brotaufstrichen, die Sie im Handumdrehen selbst machen können.

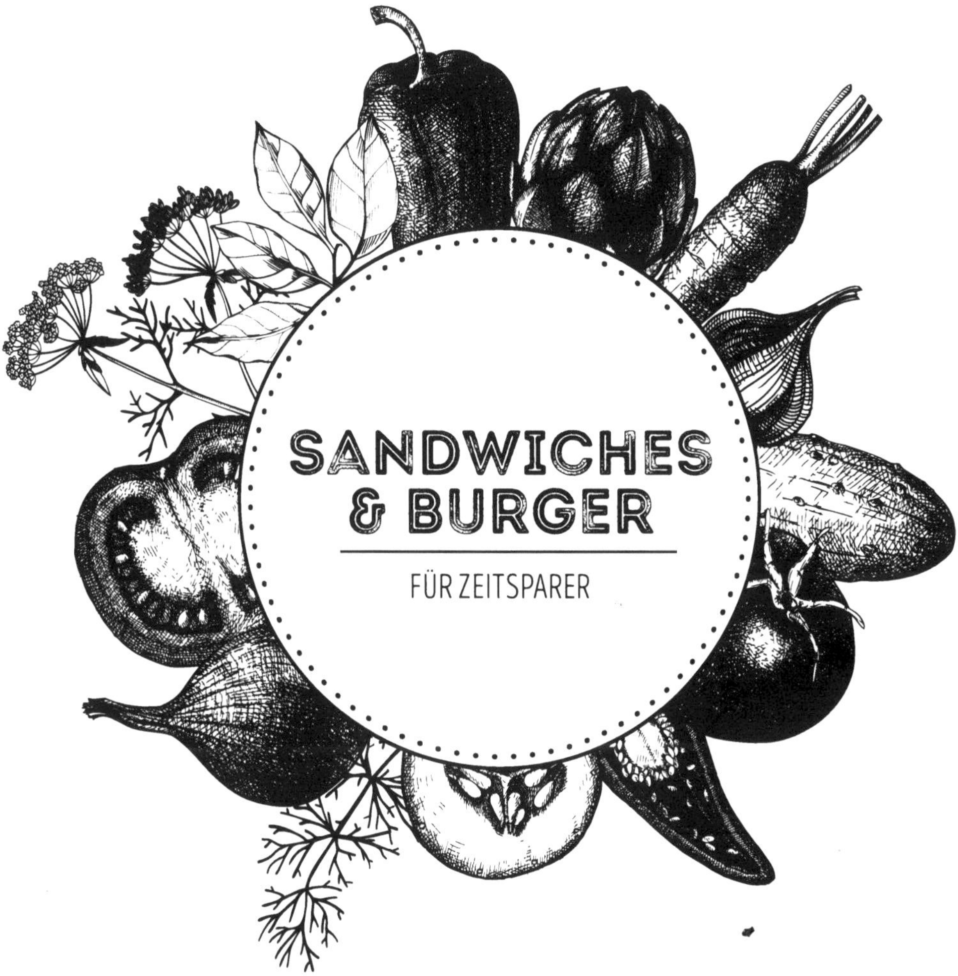

SANDWICHES & BURGER

FÜR ZEITSPARER

HUMMUS-STULLE MIT RÖSTGEMÜSE

✓ ballaststoffreich ✓ schön scharf ✓ reich an Vitamin-C

Zutaten

2 Personen 20 Minuten

1 Glas gegrillte Auberginen
2 Paprikaschoten
1 Zucchini
Salz
Pfeffer
4 Scheiben Vollkornbrot
150 g Hummus (Fertigprodukt oder selbstgemacht)

Zubereitung

Die Auberginen abgießen und dabei das Öl auffangen. Die Paprika entkernen und in dünne Streifen schneiden. Die Zucchini in dünne Scheiben schneiden.

Drei bis fünf Esslöffel des Auberginenöls in einer Pfanne erhitzen.
Die Paprika und Zucchini in der Pfanne anbraten, bis sie bissfest sind.

Das Gemüse mit Salz und Pfeffer abschmecken.

Das Vollkornbrot in einer zweiten Pfanne rösten und anschließend mit Hummus bestreichen. Das Gemüse auf dem Brot verteilen.

HUMMUS

✓ Eiweißquelle ✓ Blitz-Rezept ✓ preiswert

Zutaten

2 Personen 10 Minuten

250 g Kichererbsen
(aus der Dose)
200 g Tahin (Sesampaste)
2 Knoblauchzehen
Saft ½ Zitrone
Salz
Pfeffer
Kreuzkümmel
3 El Olivenöl

Zubereitung

Die Kichererbsen abgießen und abtropfen lassen. Kichererbsen, Tahin, Olivenöl und Zitronensaft in ein Gefäß geben.

Das Ganze durchpürieren, bis ein glatter Aufstrich entsteht.
Mit Salz, Pfeffer und Kreuzkümmel abschmecken.

♥ Tipp: Hummus eignet sich als Brotaufstrich oder Gemüse-Dip und ist ein gern gesehener Gast auf Grillpartys oder dem Buffet.

BOHNEN-BURGER MIT MANGO

✓ enthält gesunde Fette ✓ Eiweißquelle ✓ warm und kalt ein Genuss

Zutaten

2 Personen 25 Minuten

Für die Bratlinge:
1 Dose Kidneybohnen
1 Zwiebel
1 Knoblauchzehe
1 Tasse Haferflocken
1 El Sojasoße
Salz
Pfeffer
Pflanzenöl

Für die Burger:
Vollkorn-Burgerbrötchen
1 kleine Mango
Salz
Pfeffer
1 Tl Koriander
1 Avocado
Saft ½ Zitrone
4 El süßscharfe Chilisoße

Zubereitung

Die Kidneybohnen abgießen und abtropfen lassen. In der Zwischenzeit Zwiebel und Knoblauch schälen und klein schneiden. Kidneybohnen mit den restlichen Bratling-Zutaten zu einer formbaren Masse pürieren. Mit Salz und Pfeffer abschmecken.

Die Masse mit feuchten Händen zu Bratlingen formen und in einer Pfanne mit heißem Öl drei bis fünf Minuten pro Seite goldbraun anbraten.

Die Burgerbrötchen fünf Minuten im Backofen aufbacken. Die Mango schälen und zusammen mit der Chilisoße, Koriander sowie Pfeffer und Salz zu einer Salsa pürieren. Das Fruchtfleisch der Avocado mit einem Löffel aus der Schale lösen. Avocado, Zitronensaft, Pfeffer und Salz mit einer Gabel zu einer cremigen Masse vermengen.

Die Burgerbrötchen mit Avocadocreme und Mangosalsa bestreichen. Mit den Bohnenbratlingen belegen und zusammenklappen.

KNUSPRIGES PILZ-SANDWICH

✓ warm und kalt ein Genuss ✓ super für unterwegs ✓ regional

Zutaten

2 Personen 15 Minuten

1 Baguette
6 große Champignons
1 Zwiebel
1 Handvoll Salat
2 El Senf
Salz
Pfeffer
Pflanzenöl

Zubereitung

Das Baguette aufschneiden und im Ofen sieben Minuten knusprig aufbacken.
Den Salat waschen und zum Trocknen beiseitestellen oder trockenschleudern.

Die Zwiebeln schälen und in Ringe schneiden. Die Pilze putzen und in Scheiben schneiden. Pilze und Zwiebeln in einer Pfanne mit Öl anbraten. Mit Salz und Pfeffer abschmecken.

Das Baguette aus dem Ofen nehmen und mit Senf bestreichen.
Den Salat auf dem Baguette verteilen. Mit Pilzen und Zwiebeln belegen und zusammenklappen.

KAROTTEN-AUFSTRICH MIT WALLNÜSSEN

✓ schön scharf ✓ regional ✓ glutenfrei

Zutaten

2 Personen 10 Minuten

200 g Karotten
3 El Olivenöl
50 ml Gemüsebrühe
1 Knoblauchzehe
Salz
1 Spritzer Zitronensaft
Chilipulver
6 Walnüsse

Zubereitung

Die Karotten schälen und in mundgerechte Stücke schneiden.
Die geschnittenen Karotten drei Minuten im Olivenöl dünsten.
Mit Gemüsebrühe ablöschen und etwa fünf Minuten köcheln lassen.

In der Zwischenzeit den Knoblauch schälen und in eine kleine Schale pressen.
Salz, Chilipulver und Zitronensaft hinzugeben und vermengen.

Die Karotten abgießen und zusammen mit den Walnüssen und der Knoblauchpaste pürieren.

DEFTIGE GEMÜSE-STULLE

✓ enthält gesunde Fette ✓ genial einfach ✓ Blitz-Rezept

Zutaten

2 Personen 10 Minuten

200 g Räuchertofu
2 El Olivenöl
1 Karotte
1 rote Zwiebel
50 g Blattsalat
1 Tomate
1 Avocado
2 Tl Cashewmus
4 Scheiben Mehrkorntoast

Zubereitung

Die Karotte schälen und reiben. Den Salat waschen und abtropfen lassen oder trockenschleudern. Die Tomate in Scheiben schneiden. Das Fruchtfleisch der Avocado mit einem Löffel vorsichtig herauslösen und in Scheiben schneiden.

Den Räuchertofu in Scheiben schneiden und in etwas Öl knusprig anbraten, danach in eine Schüssel geben und beiseitestellen. Die Pfanne mit Küchenpapier auswischen. Die Zwiebel schälen, in Ringe schneiden und in heißem Öl etwa fünf Minuten anbraten.

Das Mehrkorntoast im Toaster rösten und anschließend mit Cashewmus bestreichen. Mit Räuchertofu, Karotten, Avocado, Tomatenscheiben und Salat belegen. Danach die zwei Brotscheiben zusammenklappen.

OLIVENAUFSTRICH

✓ genial einfach ✓ glutenfrei ✓ Blitz-Rezept

Zutaten

2 Personen 10 Minuten

200 g entsteinte Oliven
Saft ½ Zitrone
1 Zwiebel
1 Knoblauchzehe
50 g Mandeln
Salz
Pfeffer
Olivenöl

Zubereitung

Die Mandeln in einer Pfanne leicht anrösten. Oliven, Zitronensaft und Mandeln in ein hohes Gefäß geben.

Die Zwiebel und den Knoblauch schälen und in grobe Stücke schneiden. Beides zur Oliven-Mandel-Mischung geben.

Das Ganze pürieren und währenddessen Olivenöl hinzufügen, bis eine cremige Masse entsteht. Mit Salz und Pfeffer abschmecken.

♥ *Tipp: Der Olivenaufstrich ist nicht nur auf frischem Brot lecker, sondern eignet sich auch hervorragend als Dip für Gemüsesticks.*

MANDELFRIKADELLEN

✓ enthält gesunde Fette ✓ warm und kalt ein Genuss ✓ ballaststoffreich

Zutaten

2 Personen 20 Minuten

250 g Weizenkörner, vorgegart
250 ml Gemüsebrühe
100 g Mandeln
1 Karotte
1 Zwiebel
1 Knoblauchzehe
4 El Tomatenmark
Salz
Pfeffer
1 Zweig Majoran
1 Tl Paprikapulver, edelsüß
Pflanzenöl

Zubereitung

Weizenkörner zehn Minuten in Gemüsebrühe weichkochen. Mandeln mit einem Küchenmesser zerkleinern und in einer Pfanne kurz anrösten.

Karotte schälen und fein reiben. Zwiebel und Knoblauch schälen. Die Zwiebel würfeln, den Knoblauch pressen. Majoran vom Stängel zupfen und grob hacken.

Tomatenmark, Gewürze, Zwiebel, Knoblauch und Mandeln zu den Weizenkörnern geben. Mit dem Handmixer alles zu einem glatten Teig verrühren.

Mit angefeuchteten Händen Bratlinge formen.

Etwas Pflanzenöl in eine Pfanne geben und die Bratlinge in heißem Öl knusprig braun anbraten.

♥ *Tipp: Variieren Sie die Frikadellen mit frischen Kräutern, Chili oder Lauchzwiebeln.*

SOMMER-SANDWICH

✓ warm und kalt ein Genuss ✓ ideal für unterweg ✓ ballaststoffreich

Zutaten

2 Personen 30 Minuten

4 Scheiben Vollkorn-Toast
1 Kürbis
1 Handvoll Rucola
1 Avocado
½ Gurke
Saft ½ Zitrone
Olivenöl
Salz
Pfeffer

Zubereitung

Den Kürbis in dünne Scheiben schneiden und auf ein Backblech legen. Mit etwas Olivenöl beträufeln. Bei 200 Grad etwa 15-20 Minuten backen lassen.

In der Zwischenzeit den Rucola waschen und die Gurke in Scheiben schneiden. Das Fruchtfleisch der Avocado zusammen mit dem Zitronensaft pürieren. Mit Salz und Pfeffer abschmecken.

Vollkorn-Toast auf mittlerer Stufe im Toaster rösten.

Den Toast mit Avocado-Creme bestreichen, mit dem Gemüse belegen und zusammenklappen.

SÜSSKARTOFFEL-WRAP

✓ super für unterwegs ✓ warm und kalt ein Genuss ✓ ballaststoffreich

Zutaten

2 Personen 20 Minuten

1 Süßkartoffel
4 Wraps
2 Handvoll Blattsalat
1 Paprika
2 Tomaten
Salz
Pflanzenöl
150 g Hummus

Zubereitung

Die Süßkartoffel schälen und in längliche Streifen schneiden. Etwas Olivenöl in eine Pfanne geben. Die Süßkartoffelstreifen darin etwa 10-15 Minuten braten, bis sie gar sind. Mit Salz abschmecken.

In der Zwischenzeit Paprika und Tomaten waschen, in Scheiben schneiden. Den Blattsalat waschen und abtropfen lassen oder trockenschleudern.

Die Wraps etwa 30 Sekunden in einer Pfanne ohne Öl erwärmen.

Die Wraps mit Hummus bestreichen. Das Gemüse und die fertigen Süßkartoffeln darauf verteilen. Den unteren Teil des Wraps einklappen und danach den gesamten Wrap zusammenrollen..

Salate sind eine tolle Möglichkeit,
um gesunde, frische Zutaten zu vereinen
und sie liefern jede Menge Energie nach
einem anstrengenden Tag. Zudem
lassen sie sich gut vorbereiten und am
nächsten Tag unterwegs genießen.

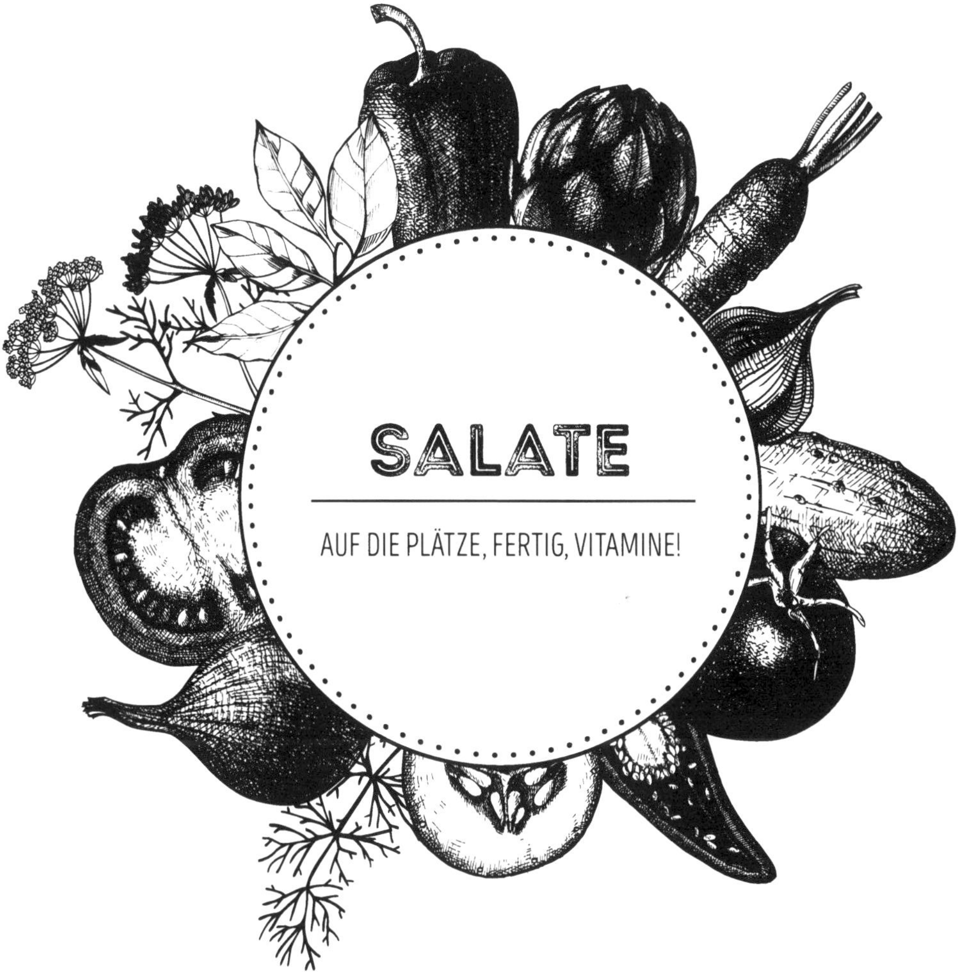

SALATE

AUF DIE PLÄTZE, FERTIG, VITAMINE!

QUINOA-SALAT MIT BLAUBEEREN

✓ reich an Vitamin-C ✓ ideal für unterwegs ✓ enthält viele Antioxidantien

Zutaten

2 Personen 25 Minuten

150 g Quinoa
300 ml Wasser
½ Bund frische Minze
½ Chinakohl
2 Tl Apfelessig
100 ml Kokosmilch
125 g Blaubeeren
125 g Brombeeren
100 ml Kokosmilch
1 Tl Agavendicksaft
½ Stängel Zitronengras
Salz

Zubereitung

Quinoa unter fließendem Wasser abwaschen. Quinoa in einem offenen Topf mit kochendem Salzwasser etwa 15 Minuten köcheln lassen. Bei Bedarf noch etwas Wasser zugießen. Vom Herd nehmen und etwas abkühlen lassen.

In der Zwischenzeit das Zitronengras mit der Rückseite eines Messers zerdrücken und der Länge nach halbieren. Die Kokosmilch in einem Topf erhitzen. Das Zitronengras ca. fünf Minuten darin bei niedriger Temperatur ziehen lassen. Die Kokosmilch zum Abkühlen in den Kühlschrank stellen und anschließend das Zitronengras herausnehmen.

Den Chinakohl waschen in Streifen schneiden. Apfelessig und Agavendicksaft zur Kokosmilch geben und vermengen. Das Ganze mit Salz abschmecken. Die Blaubeeren und Brombeeren waschen. Die Minze mit einem scharfen Messer hacken.

Kohl, Minze und Quinoa in einer großen Schüssel vermengen. Blaubeeren und Brombeeren unterheben. Das Kokosmilchdressing hinzugeben.

MEDITERRANER SALAT

✓ enthält gesunde Fette ✓ ballaststoffreich ✓ glutenfrei

Zutaten

2 Personen 25 Minuten

4 mittelgroße Kartoffeln
1 große Tomate
150 g grüne Bohnen
1 Salatherz
1 Zwiebel
100 g schwarze Oliven
Salz
Pfeffer
1 Zweig Rosmarin
3 El Weinessig
6 El Olivenöl

Zubereitung

Die Kartoffeln bei Bedarf schälen, in mundgerechte Stücke schneiden und kochen, bis sie gar sind. Die Enden der Bohnen anschneiden und in einem Sieb unter fließendem Wasser kurz abspülen.

Einen weiteren Topf mit Salzwasser füllen und die Bohnen darin etwa 15 Minuten garkochen. Tomate waschen und den Stiel entfernen. Tomate achteln.

Blatter vom Salatherz abtrennen, waschen und abtropfen lassen oder trockenschleudern. Anschließend in mundgerechte Stücke zupfen. Zwiebel schälen und in Ringe schneiden. Oliven abtropfen lassen.

Kartoffeln, Tomate, Salat, Oliven und Zwiebelringe in einer großen Schüssel vermengen. Aus Weinessig, Öl, Salz, Pfeffer und Rosmarin ein Dressing anrühren und unter den Salat heben.

ERDBEER-AVOCADO-SALAT

✓ enthält gesunde Fette ✓ reich an Vitamin C ✓ Blitz-Rezept

Zutaten

2 Personen 15 Minuten

400 g Erdbeeren
2 Avocados
4 Handvoll Babyspinat
3 El Olivenöl
3 El Balsamico
Salz
Pfeffer

Zubereitung

Den Babyspinat waschen und bei Bedarf in mundgerechte Stücke zupfen.

Die Erdbeeren waschen, grüne Teile entfernen und in Scheiben schneiden.

Die Avocado halbieren und den Kern mit einem Esslöffel vorsichtig entfernen, Das Fruchtfleisch der Avocados in Würfel schneiden und mit einem Löffel herausheben.

Erdbeeren, Spinat und Avocado in einer Schüssel vermengen. Mit Balsamico, Öl, Salz und Pfeffer abschmecken.

♥ *Tipp: Dieser Salat aus Vitamin-C-haltigen Erdbeeren und gesunder Avocado ist genau das richtige Power-Abendessen für warme Sommertage.*

SPITZKOHLSALAT MIT APRIKOSEN

✓ Eiweißquelle ✓ enthält gesunde Fette ✓ glutenfrei

Zutaten

2 Personen 25 Minuten

1 kleinen Spitzkohl, alternativ Chinakohl
1 Orange
½ Bund Schnittlauch
25 g Cashewkerne
1 El Weißweinessig
1 Tl Senf
Salz
Pfeffer
2 El Pflanzenöl

Zubereitung

Den Spitzkohl waschen und den Strunk entfernen. Spitzkohl in Streifen schneiden.

Die Schale der Orange mit einem Messer entfernen, dabei zuerst oben und unten eine Scheibe abschneiden. Orange in mundgerechte Stücke schneiden, dabei die weißen Schichten entfernen.

Schnittlauch waschen und klein schneiden. Die Cashewkerne in einer Pfanne ohne Fett anrösten und salzen. Alternativ können Sie bereits geröstete, gesalzene Cashews verwenden.

Weißweinessig, Senf, Öl, Salz und Pfeffer verrühren.
Den Spitzkohl mit den Orangen, Cashewkernen, Schnittlauch und dem Dressing in einer Schüssel vermengen.

REISSALAT MIT MANGO

✓ ideal für unterwegs ✓ reich an Vitamin C ✓ warm und kalt ein Genuss

Zutaten

2 Personen · 30 Minuten

125 g Basmatireis
250 ml Wasser
1 Zwiebel
3 El Erdnussöl
1 El Currypulver
½ Tl Kreuzkümmel
Salz
Pfeffer
½ Tl Koriander
1 Mango
1 Gurke
1 Limette
½ Tl Puderzucker

Zubereitung

Reis, kaltes Wasser und eine Prise Salz in einen Topf geben. Alles aufkochen lassen und anschließend bei geringer Temperatur etwa zehn Minuten köcheln lassen.

Die Zwiebel schälen und in Würfel schneiden. In etwas Öl kurz anschwitzen und etwas Salz sowie Gewürze hinzufügen. Das Ganze circa eine Minute anschwitzen und beiseitestellen.

Die Mango schälen. Das Fleisch vom Kern schneiden und würfeln. Die Gurke bei Bedarf schälen und in Würfel schneiden. Die Schale der Limette in eine Schüssel reiben, danach den Saft der Limette auspressen und ebenfalls hinzugeben.

Puderzucker, Erdnussöl, Pfeffer und Salz hinzufügen und verrühren.
Das Limettendressing mit den Gewürzzwiebeln und dem Reis vermengen.
Mango und Gurke unterheben.

♥ *Tipp: Eine Mango von etwa 300 Gramm deckt 18 Prozent des täglichen Magnesiumbedarfs sowie 24 Prozent der empfohlenen Tagesdosis an Kupfer.*

LINSEN-ANANAS-SALAT

✓ Eiweißquelle ✓ enthält viele Antioxidantien ✓ glutenfrei

Zutaten

2 Personen 25 Minuten

125 g rote Linsen
250 ml Gemüsebrühe
½ Ananas (alternativ aus der Dose)
1 Paprikaschote
1 Frühlingszwiebel
2 El Pflanzenöl
1 El naturtrüben Apfelessig
2 El Ananassaft (alternativ naturtrüber Apfelsaft)
Salz
Pfeffer
½ Tl Currypulver
1 Tl gehackte Petersilie

Zubereitung

Die Linsen in Gemüsebrühe aufkochen und etwa 15 Minuten köcheln lassen.

Die Ananas schälen und in mundgerechte Stücke schneiden. Die Paprika entkernen und in Streifen schneiden. Frühlingszwiebel in Ringe schneiden.

Ananas, Paprika und Frühlingszwiebel unter die Linsen mischen.
Öl, Essig, Saft und Gewürze zu einem Dressing verrühren.

Linsen und Dressing vermengen. Beim Servieren mit gehackter Petersilie bestreuen.

♥ *Tipp: Rote Linsen haben eine geringere Garzeit als andere Linsensorten und sind deshalb sehr gut geeignet für die schnelle Küche. Mit ihrem hohen Anteil an B-Vitaminen stärken sie Neven und Gehirn. Der hohe Ballaststoffanteil sorgt dafür, dass der Hunger nicht so schnell wiederkommt.*

Pasta ist ein Klassiker der schnellen Küche. Low Carb, Vollkornnudeln, Pesto, Bolognese – dank zahlreicher Variationsmöglichkeiten werden Nudeln und Co. niemals langweilig.

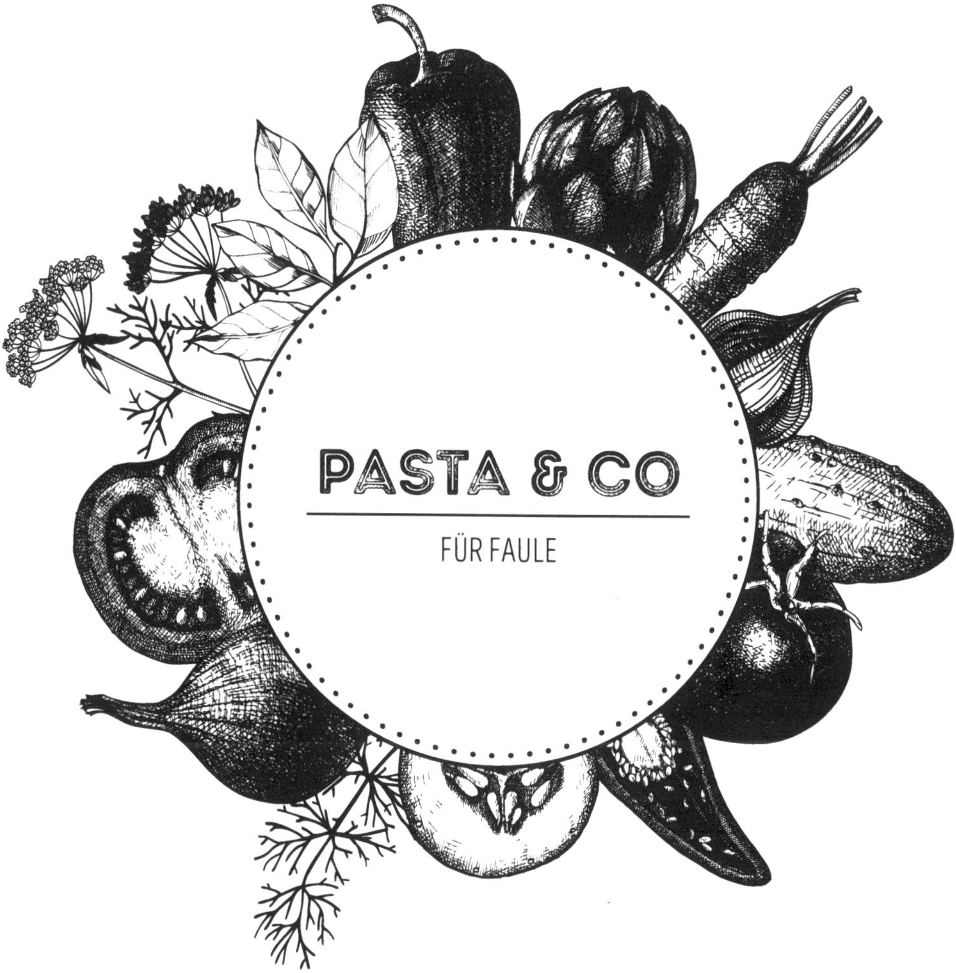

PASTA & CO

FÜR FAULE

ONE-POT-PASTA MIT ZITRONE UND SPINAT

✓ schön scharf ✓ ballaststoffreich ✓ Eisenquelle

Zutaten

2 Personen 20 Minuten

300 g Vollkornspaghetti
1 Zwiebel
2 El Olivenöl
2 Knoblauchzehen
250 ml Kokosmilch
1 Zitrone
250 g Blattspinat
Salz
Pfeffer
½ Tl Chiliflocken
600 ml Gemüsebrühe

Zubereitung

Die Zwiebel und die Knoblauchzehen schälen und in Würfel schneiden. In einem großen Topf das Öl erhitzen.

Die Zwiebel etwa drei Minuten glasig anschwitzen. Den Knoblauch hinzugeben und weitere zwei Minuten mit anbraten.

Währenddessen die Schale der Zitrone abreiben, danach die Zitrone aufschneiden und auspressen. Spaghetti, Zitronensaft, Kokosmilch und Gemüsebrühe in den Topf geben. Das Ganze etwa 15 Minuten bei mittlerer Hitze köcheln lassen.

In der Zwischenzeit den Spinat waschen. Zwei Minuten vor Ende der Kochzeit zusammen mit der Zitronenschale in den Spaghetti-Topf hinzugeben und mitkochen.

Abschließend mit Salz, Pfeffer und Chiliflocken abschmecken.

FARFALLE MIT RUCOLA-PESTO

✓ enthält gesunde Fette ✓ reich an Vitamin C ✓ ballaststoffreich

Zutaten

2 Personen 15 Minuten

300 g Vollkorn-Farfalle
2 Handvoll Rucola
1 Handvoll Basilikum-Blätter
1 Handvoll Pistazien
3 El Hefeflocken
1 Handvoll Sonnenblumenkerne
1/2 Knoblauchzehe
Saft ½ Zitrone
3 El Olivenöl
Salz

Zubereitung

Die Farfalle in kochendem Salzwasser etwa 15 Minuten al dente kochen.

In der Zwischenzeit Rucola und Basilikum waschen. Die Knoblauchzehe schälen und grob schneiden. Alle Zutaten im Mixer zu einem cremigen Pesto verarbeiten.

Die Sonnenblumenkerne kurz in einer kleinen Pfanne anrösten bis sie duften. Die Farfalle abgießen, mit dem Pesto vermengen und mit den Sonnenblumenkernen bestreuen.

♥ *Tipp: Rucola liefert wertvolle Inhaltsstoffe wie Vitamin C, Magnesium, Zink, Eisen und Vitamin B1, die zu einer ausgewogenen und gesunden Ernährung beitragen.*

ERDNUSS-BROCCOLI-NUDELN

✓ enthält viele Antioxidantien ✓ glutenfrei ✓ schön scharf

Zutaten

2 Personen 20 Minuten

300 g Reisnudeln
1 Broccoli
250 ml Kokoswasser
3 El Erdnussbutter
2 El Ahornsirup
2 El Sojasoße
1 daumennagelgroßes Ingwerstück
½ Tl Chiliflocken

Zubereitung

Den Broccoli waschen und in Röschen zerteilen.

Die Reisnudeln in kochendem Wasser nach Packungsangabe weichkochen. Broccoliröschen vier Minuten vor Ende der Garzeit zu den Nudeln geben und mitkochen. Nudeln und Broccoli abgießen.

Während Nudeln und Broccoli kochen, Kokoswasser, Erdnussbutter, Ahornsirup, Sojasoße, Ingwer, Sojasoße und Chiliflocken in einem kleinen Topf erhitzen und etwa acht Minuten unter Rühren köcheln lassen.

Die Nudeln und den Broccoli mit der Erdnusssoße vermengen.

♥ *Tipp: Kokoswasser enthält viele Ballaststoffe, hilft gegen Sodbrennen und reduziert, dank seines Magnesiumgehaltes, Kopfschmerzen und Migräne.*

ZOODELS MIT TOMATEN-PESTO

✓ Low Carb ✓ glutenfrei ✓ enthält gesunde Fette

Zutaten

2 Personen 20 Minuten

1 große Zucchini
150 g getrocknete Tomaten
1 Knoblauchzehe
50 g Tomatenmark
60 g Sonnenblumenkerne
150 ml Olivenöl
5 Stängel Basilikum
Salz
Pfeffer

Zubereitung

Die Zucchini mit einem Spiralschneider in Streifen schneiden und etwa fünf Minuten in Salzwasser kochen. Anschließend abtropfen lassen.

Die Sonnenblumenkerne in einer Pfanne ohne Öl leicht rösten. Den Knoblauch schälen und in Scheiben schneiden. Mit etwas Olivenöl eine Minute in einer Pfanne braten.

Das Basilikum waschen. Alle Zutaten in ein hohes Gefäß geben und pürieren. Die Zucchini-Nudeln mit dem Pesto vermengen.

♥ *Tipp: Das Tomaten-Pesto hält sich im Kühlschrank bis zu fünf Tage. Es schmeckt nicht nur zu Pasta und Co. hervorragend, sondern ist auch ein leckerer Brotaufstrich und Dip.*

TORTELLONI MIT SPARGEL UND FENCHEL

✓ ballaststoffreich ✓ reich an Vitamin C ✓ enthält viele Antioxidantien

Zutaten

2 Personen 25 Minuten

300 g Tortelloni mit Gemüsefüllung
1 Fenchelknolle
250 g grüner Spargel
1 Zwiebel
1 Knoblauchzehe
2 Orangen
1 Tl Currypulver
3 El Pflanzenöl
5 Erdbeeren
Salz
Pfeffer

Zubereitung

Die Tortelloni nach Packungsanweisung in kochendem Salzwasser zubereiten. Den Fenchel waschen und den Strunk entfernen. Anschließend in Streifen schneiden.

Die holzigen Enden des Spargels entfernen. Den Spargel in vier bis fünf Zentimeter lange Stücke schneiden. Zwiebel und Knoblauch schälen und würfeln. Die Orangen entsaften.

In einer Pfanne Öl erhitzen und den Spargel fünf Minuten darin braten. Die Zwiebelwürfel hinzufügen und mitbraten. Nach einer Minute den Fenchel hinzufügen. Nach weiteren zwei Minuten den Knoblauch hinzufügen und das Ganze mit Orangensaft ablöschen.

Kurz aufkochen und mit Salz, Pfeffer und Currypulver abschmecken. Tortelloni abgießen, mit Spargel und Fenchel anrichten und mit Erdbeerhälften garnieren.

PASTA MIT PAPRIKA-MANDEL-PESTO

✓ ballaststoffreich ✓ glutenfrei ✓ enthält gesunde Fette

Zutaten

2 Personen 25 Minuten

300 g Maisnudeln
2 Paprika
3 El Olivenöl
1 Knoblauchzehe
3 El Tomatenmark
3 El Hefeflocken
50 g Mandeln
1 Tl Zitronensaft
Salz

Zubereitung

Maisnudeln nach Packungsanweisung garkochen. Paprika entkernen und in mundgerechte Stücke schneiden. Etwas Olivenöl in einer Pfanne erhitzen.

Die Paprika darin etwa fünf Minuten anbraten. Knoblauchzehe schälen und in Stücke schneiden.

Paprika zusammen mit dem Olivenöl, Tomatenmark, Zitronensaft, Hefeflocken, Mandeln und dem Knoblauch in den Mixer geben und zu einer glatten Masse pürieren.

Das Pesto zu den Nudeln geben. Bei Bedarf mit gehackter Petersilie und Frühlingszwiebeln garnieren.

Gemüse- und Getreidegerichte sind ein wesentlicher Bestandteil der veganen Küche. Doch auch Eintöpfe, Currys und Risotto lassen sich schnell zubereiten und werden mit gesunden Zutaten zu einer vollwertigen Mahlzeit.

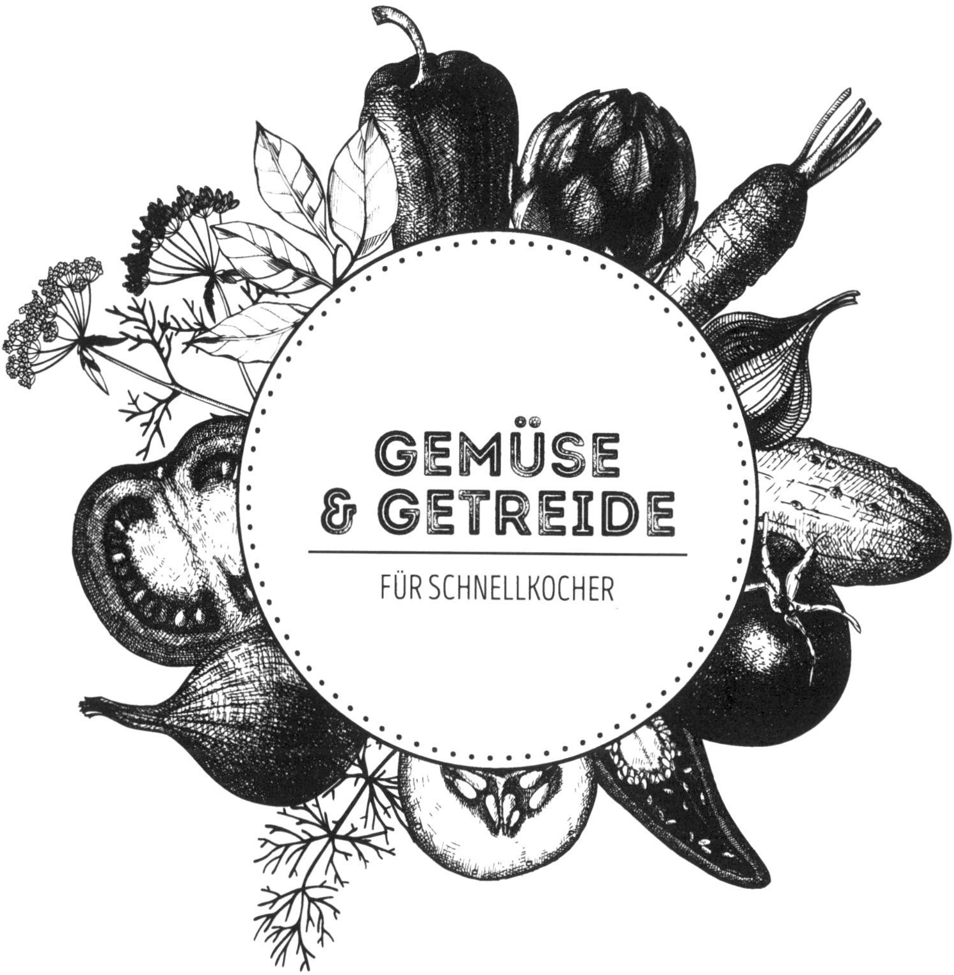

GEMÜSE & GETREIDE

FÜR SCHNELLKOCHER

KOKOS-CURRY MIT ERDNUSS

✓ ballaststoffreich ✓ glutenfrei ✓ ideal für unterwegs

Zutaten

2 Personen 25 Minuten

100 g Vollkornreis
1 Brokkoli
2 Paprika
1 Zwiebel
1 Knoblauchzehe
1 Dose Kokosmilch
2 El Erdnussbutter
100 g Räuchertofu
1 Tl Kurkuma
½ Tl Zimt
Salz
Pfeffer
1 El Zitronensaft
2 El Pflanzenöl
2 El Sojasoße

Zubereitung

Den Vollkornreis nach Packungsanweisung garkochen.

In der Zwischenzeit Zwiebel und Knoblauch schälen und würfeln. Die Paprika entkernen und in Streifen schneiden. Den Brokkoli in Röschen zerteilen. Den Räuchertofu in Würfel schneiden.

In einem großen Topf Pflanzenöl erhitzen und die Zwiebelwürfel darin glasig anbraten. Paprika, Knoblauch, Kurkuma, Zimt und Pfeffer hinzufügen. Das Ganze etwa zwei Minuten mit anbraten.

Mit Kokosmilch ablöschen und die Erdnussbutter hinzufügen. Brokkoli und Tofu in den Topf geben. Alles zehn Minuten köcheln lassen. Mit Sojasoße, Zitronensaft und Salz abschmecken und mit dem Reis servieren.

♥ *Tipp: Reis beinhaltet viele notwendige B-Vitamine, die für Nerven und Stoffwechsel von Bedeutung sind. Zudem ist er fettarm und macht dank komplexer Kohlenhydrate lange satt.*

ZITRONEN-FENCHEL-RISOTTO

✓ zuckerfrei ✓ glutenfrei ✓ enthält gesunde Fette

Zutaten

2 Personen 25 Minuten

100 g Risotto
½ Fenchelknolle
½ Zwiebel
75 ml Weißwein
350 ml Gemüsebrühe
2 El Olivenöl
Saft ½ Zitrone
1 El Kapern
1 Tl Mandelmus
1 El Hefeflocken
5g frisches Basilikum
Salz
Pfeffer

Zubereitung

Die Zwiebel schälen und würfeln. Den Strunk des Fenchels herausschneiden. Das Fenchelgrün beiseitelegen. Den Fenchel in Würfel schneiden.

Olivenöl in einem Topf erhitzen. Fenchel und Zwiebel darin etwa fünf Minuten anbraten. Den Risotto-Reis hinzugeben und mitbraten, bis er glasig ist. Mit Weißwein ablöschen und fünf Minuten köcheln lassen.

Den Knoblauch schälen, klein schneiden und in den Topf geben. Gemüsebrühe unter Rühren schrittweise hinzugießen. Einkochen lassen und wieder Brühe hinzugießen. Ist die Hälfte der Gemüsebrühe eingekocht, die Kapern hinzufügen.

Mandelmus und Hefeflocken einrühren. Blätter vom Basilikum entfernen und grob hacken. bschließend Zitronensaft, Fenchelgrün und Basilikum hinzufügen. Mit Salz und Pfeffer abschmecken.

♥ *Tipp: Keine Kapern im Haus? Verwenden Sie stattdessen schwarze Oliven.*

BOHNENCHILI

✓ genial einfach ✓ Blitz-Rezept ✓ schön scharf

Zutaten

2 Personen 15 Minuten

1 Dose passierte Tomaten
2 Karotten
1 Knoblauchzehe
3 EL Tomatenmark
1 Dose Kidneybohnen
1 Dose schwarze Bohnen
1 TL Paprikapulver
Salz
Pfeffer
½ TL Chilipulver

Zubereitung

Den Knoblauch schälen und hacken. Die Karotten bei Bedarf schälen und in kleine Würfel schneiden.

Passierte Tomaten, Karotten, Knoblauch, Tomatenmark, Kidneybohnen und schwarze Bohnen in einen Topf geben. Bei geringer Hitze zehn Minuten köcheln lassen.

Chilipulver und Paprikapulver hinzugeben. Mit Salz und Pfeffer abschmecken.

♥ *Tipp: Da das Chili sich super einfrieren lässt, können Sie einfach die doppelte Menge kochen und bei Bedarf eine weitere Portion auftauen. Das Chili schmeckt pur, zu Brot, aber auch zu Quinoa, Couscous und Reis.*

GEFÜLLTE TOMATEN

✓ Eisenquelle ✓ glutenfrei ✓ enthält gesunde Fette

Zutaten

2 Personen 25 Minuten

70 g Quinoa
8 Tomaten
1 Zwiebel
1 Karotte
2 Handvoll Babyspinat
50 g Pinienkerne
3 El Olivenöl
30 g Cashewmus
Salz
Pfeffer

Zubereitung

Quinoa in kochendem Salzwasser etwa 15 Minuten kochen. In der Zwischenzeit die Tomaten waschen. Das Fruchtfleisch vorsichtig mit einem Löffel entfernen. Zwiebel und Knoblauch schälen und würfeln. Die Karotte bei Bedarf schälen und in kleine Würfel schneiden. Den Spinat waschen, abtropfen lassen oder trockenschleudern und hacken.

Den Backofen auf 200° C Ober- / Unterhitze vorheizen. Die Pinienkerne in einer Pfanne fettfrei leicht anrösten. Die Pinienkerne aus der Pfanne nehmen, beiseitestellen und Öl in die Pfanne geben.
Die Zwiebeln im heißen Öl glasig anbraten. Nach drei Minuten Knoblauch und Karotte hinzufügen und weitere drei Minuten braten.
Spinat, Quinoa, Pinienkerne und Cashewmus in eine Schüssel geben. Das Gemüse hinzugeben und alles gut durchmischen. Mit Salz und Pfeffer abschmecken.
Die Tomaten auf ein Backblech legen und mit dem Gemüse füllen.
Die gefüllten Tomaten 10 bis 12 Minuten auf der mittleren Schiene backen.

♥ *Tipp: Heben Sie das Fruchtfleisch der Tomaten auf und machen Sie am nächsten Tag eine einfache Tomatensoße daraus.*

BLUMENKOHL-CURRY

✓ enthält gesunde Fette ✓ ideal für unterwegs ✓ schön scharf

Zutaten

2 Personen 20 Minuten

1 Zwiebel
1 Blumenkohl
½ Chilischote (optional auch weniger)
2 El Pflanzenöl
2 Tl Currypulver
1 Dose Kokosmilch
20 g Cashewmus
Salz
2 El Mandelblättchen

Zubereitung

Die Zwiebel schälen und würfeln. Die Chilischote entkernen und hacken (Vorsicht scharf!). Beides in einem Esslöffel heißem Pflanzenöl glasig anbraten.

Currypulver hinzufügen und eine Minute mit anbraten. Kokosmilch und Cashewmus hinzugeben und aufkochen lassen.

Die Mandelblättchen in einer Pfanne ohne Fett anrösten. Den Blumenkohl in Röschen teilen. In kochendem Salzwasser drei bis vier Minuten blanchieren.

Das restliche Öl in einer Pfanne erhitzen. Den Blumenkohl etwa fünf Minuten anbraten.

Die Currysoße mit Salz abschmecken und mit dem Blumenkohl vermengen. Das Ganze mit den gerösteten Mandelblättchen garnieren.

ASIATISCHE GEMÜSEPFANNE

✓ ballaststoffreich ✓ glutenfrei ✓ schön scharf

Zutaten

2 Personen 25 Minuten

125 g Basmatireis
1 Handvoll Shitake-Pilze
1 Handvoll Bambus-sprossen
1 Karotte
1 Zwiebel
½ Chilischote
50 g Zuckerschoten
2 El Pflanzenöl
2 El Sojasoße
1 Tl Zucker
100 ml Gemüsebrühe
1 Tl Gewürzmischung Asia-Pfanne

Zubereitung

Den Reis nach Packungsanweisung in Salzwasser kochen. Pilze, Bambussprossen, Karotte, Zwiebel, Zuckerschoten und Chilischote bei Bedarf schälen und entkernen.

Pilze in Scheiben schneiden, die Zwiebel würfeln. Bambussprossen in Stücke und die Karotte in schmale Stifte schneiden. Die Chilischote hacken.

Öl in einer Pfanne erhitzen. Das Gemüse bis auf die Zuckerschoten fünf Minuten anbraten. Danach die Zuckerschoten hinzugeben. Sojasoße zum Gemüse geben. Mit Salz, Zucker und Gewürzmischung abschmecken.

Die Gemüsebrühe hinzugießen und das Ganze weitere fünf Minuten offen kochen lassen. Zusammen mit dem Basmatireis servieren.

BANANENEINTOPF

✓ glutenfrei ✓ ideal für unterwegs ✓ ballaststoffreich

Zutaten

2 Personen 20 Minuten

250 ml Gemüsebrühe
1 Paprika
2 El Öl
1 Dose passierte Tomaten
150 g Tiefkühlerbsen
250 ml Pflanzensahne
1 El Zucker
1 Zwiebel
Salz
Pfeffer
1 Banane
1 El Zitronensaft

Zubereitung

Die Zwiebel schälen und würfeln. Öl in einer tiefen Pfanne erhitzen und die Zwiebel glasig anbraten. Gemüsebrühe hinzugeben. Mit Salz, Pfeffer und Zucker abschmecken.

Paprika entkernen und in mundgerechte Stücke schneiden. Tomaten und Erbsen in die Pfanne geben. Paprika hinzufügen. Das Ganze etwa fünf Minuten köcheln lassen. Anschließend die Sahne unterrühren.

Die Banane schälen, in dünne Scheiben schneiden und mit Zitronensaft beträufeln. Die Banane vorsichtig unterrühren.

GEMÜSE-COUSCOUS MIT JOGHURT-DIP

✓ ideal für unterwegs ✓ warm und kalt ein Genuss ✓ fettarm

Zutaten

2 Personen · 20 Minuten

100 g Couscous
180 ml Gemüsebrühe
1 rote Zwiebel
1 Knoblauchzehe
2 El Pflanzenöl
½ Paprika
5 Austernpilze
½ Dose Kichererbsen
1 El Tomatenmark
1 Tl Agavendicksaft
½ Tl Paprikapulver edelsüß
½ Tl Kreuzkümmel
½ Tl Chiliflocken
Salz, Pfeffer
15 g gehackte Petersilie
½ Bund Minze
5 El Sojajogurt
2 El Zitronensaft

Zubereitung

Den Couscous in eine Schale geben. Mit heißer Gemüsebrühe übergießen, beiseitestellen und zugedeckt quellen lassen. Die Zwiebel und den Knoblauch schälen und würfeln. Die Paprika in Streifen schneiden, die Pilze in Scheiben schneiden. Die Kichererbsen abgießen und kurz mit Wasser abbrausen. Petersilie und Minze mit Wasser waschen und trockenschütteln.

Pflanzenöl in einer Pfanne erhitzen. Paprika, Zwiebel und Knoblauch etwa drei Minuten lang anbraten. Anschließend die Pilze hinzugeben und weitere zwei Minuten braten. Agavendicksaft unterrühren. Mit Salz, Pfeffer, Chiliflocken und Paprikapulver abschmecken.
Den Couscous unter das Gemüse heben. Tomatenmark hinzufügen und das Ganze zwei bis drei Minuten scharf in einer Pfanne anbraten. Die Kichererbsen hinzugeben. Mit Petersilie und Kreuzkümmel würzen. Die Blätter der Minze vorsichtig abzupfen und hacken. Die Hälfte der Minze unter den Couscous heben.

In einer kleinen Schale Sojajogurt, Zitronensaft, Salz, Pfeffer und die restliche Minze vermengen. Couscous zusammen mit dem Joghurtdip servieren.

RATATOUILLE

✓ regional ✓ Low Carb ✓ kalorienarm

Zutaten

2 Personen 25 Minuten

1 kleine Aubergine
1 Paprika
½ Zucchini
2 Tomaten, alternativ Pizzatomaten aus der Dose
1 kleine Zwiebel
1 Knoblauchzehe
2 El Olivenöl
½ Zitrone
Salz
Pfeffer
1 Bund gemischte Kräuter (Basilikum, Majoran, Thymian, Salbei), alternativ Würzmischung Kräuter der Provence

Zubereitung

Die Zwiebel und den Knoblauch schälen. Die Zwiebel in Ringe und den Knoblauch in Scheiben schneiden. Die Paprika entkernen und in Streifen schneiden. Zucchini und Aubergine in mundgerechte Stücke schneiden. Die Tomaten in Würfel schneiden.

Das Öl in einer großen Pfanne erhitzen. Aubergine, Zucchini, Paprika, Zwiebel und Knoblauch etwa fünf Minuten anbraten.

Die Schale der Zitrone abreiben. Die Tomate und den Abrieb der Zitrone hinzufügen. Die Kräuter hinzugeben. Das Ganze etwa zehn Minuten schmoren lassen. Mit Pfeffer und Salz abschmecken.

♥ *Tipp: Genießen Sie das Ratatouille mit frischem Baguette.*

FLAMMKUCHEN MIT RÄUCHERTOFU

✓ genial einfach ✓ warm und kalt ein Genuss ✓ Sattmacher

Zutaten

2 Personen 30 Minuten

1 Packung Flammkuchenteig
100 ml Pflanzensahne
½ Zucchini
½ Block Räuchertofu
1 Zwiebel
2 Tl Kräuter der Provence
Salz
Pfeffer

Zubereitung

Die Pflanzensahne (z.B. Hafersahne) mit den Gewürzen verrühren. Mit Salz und Pfeffer abschmecken.

Die Zwiebel schälen und in Ringe schneiden. Die Zucchini in dünne Scheiben schneiden. Den Räuchertofu in Würfel schneiden.

Den Flammkuchenteig ausbreiten und mit der Hälfte der Pflanzensahne bestreichen. Den Teig mit Zucchini, Räuchertofu und Zwiebelringen belegen.

Die restliche Pflanzensahne über den Flammkuchen gießen. Das Ganze nach Packungsanleitung backen.

♥ *Tipp: Veganen Flammkuchenteig finden Sie im Kühlregal größerer Supermarktketten.*

SÜSSKARTOFFEL-RISOTTO MIT ZIMT

✓ glutenfrei ✓ Vitamin-A-Lieferant ✓ ideal für unterwegs

Zutaten

2 Personen 25 Minuten

1 Süßkartoffel
125 g Risotto-Reis
1 Zwiebel
250 ml Gemüsebrühe
3 El Pflanzenöl
½ Tl Zimt
½ Tl Currypulver
½ Tl Paprikapulver edelsüß
1 El Zitronensaft
1 Zweig Koriander
2 El Kokosmilch
Salz
Pfeffer

Zubereitung

Die Zwiebel schälen und würfeln. Das Öl in einem Topf erhitzen. Die Zwiebel darin glasig anbraten. Den Reis hinzufügen und zwei Minuten mit anschwitzen. Mit Gemüsebrühe ablöschen.

Den Risotto-Reis bei schwacher Hitze köcheln lassen. Regelmäßig umrühren und bei Bedarf Wasser zugießen. Während der Reis köchelt, die Süßkartoffel schälen und in ein bis zwei Zentimeter große Würfel schneiden.

Die Süßkartoffel in einer Pfanne mit heißem Pflanzenöl anschwitzen.
Mit Wasser ablöschen und fünf Minuten köcheln lassen.

Das Kartoffelwasser abgießen und die Süßkartoffel mit einem Pürierstab pürieren. Zimt, Currypulver, Paprikapulver, Zitronensaft, Kokosmilch, Salz und Pfeffer zum Süßkartoffelbrei geben.

Den Süßkartoffelbrei vorsichtig unter den Reis heben. Auf Tellern servieren und mit Korianderblättern garnieren.

WIRSINGAUFLAUF MIT QUINOA

✓ schön scharf ✓ glutenfrei ✓ regional

Zutaten

2 Personen 25 Minuten

50 g Quinoa
175 ml Wasser
1 kleiner Wirsingkopf
5 El Gemüsebrühe
1 Tl Gemüsebrühpulver
1 Karotte
120 ml Pflanzensahne
1 El Hefeflocken
½ Tl Chiliflocken
2 El Pflanzenöl
Salz
Pfeffer

Zubereitung

Quinoa nach Anleitung in Wasser kochen. Den Wirsing in Streifen schneiden. In etwas Gemüsebrühe etwa acht Minuten bissfest garen.

Den Backofen auf 180° C Ober- / Unterhitze vorheizen.

Die Karotte bei Bedarf schälen und fein raspeln. Die Karotte in einer Pfanne mit heißem Pflanzenöl etwa fünf Minuten anbraten.

Den Wirsing in eine Auflaufform füllen und mit Salz und Pfeffer würzen. Quinoa darüber verteilen. Mit Gemüsebrühpulver bestreuen. Als nächstes die Karotten in die Auflaufform geben. Die Hafersahne gleichmäßig in die Auflaufform füllen. Mit Chiliflocken und Hefeflocken bestreuen.

Im Backofen 10-15 Minuten backen.

♥ *Tipp: Ergänzen Sie den Auflauf mit gerösteten Sesamkörnern, gehackten Mandeln oder Kokoscreme statt Sahne.*

MEDITERRANER CHICORÉE

✓ ballaststoffreich ✓ Low Carb ✓ reich an Vitamin C

Zutaten

2 Personen 15 Minuten

2 Chicorée
4 El Olivenöl
1/2 Knoblauchzehe
2 Tomaten
1 El Balsamico
1 El Kräuter der Provence
2-4 Scheiben Vollkornbrot
Salz
Pfeffer

Zubereitung

Die äußeren Blätter des Chicorees entfernen und den restlichen Chicoree in Scheiben schneiden.

Öl in einer Pfanne erhitzen. Den Chicoree in die Pfanne geben, Knoblauch dazu pressen und vier Minuten unter mehrmaligem Wenden anbraten. Mit Balsamico ablöschen.

Die Pfanne mit einem Deckel abdecken. Das Ganze etwa vier Minuten dünsten lassen.

Die Tomaten vom Strunk befreien, achteln und zum Chicoree geben.
Das Gemüse mit Salz, Pfeffer und Kräutern der Provence würzen und weitere zwei Minuten erhitzen. Zusammen mit dem Vollkornbrot genießen.

♥ *Tipp: Chicorée strotzt nur so vor Nährstoffen. Das Gemüse enthält wichtige B-Vitamine wie Vitamin B2 und Vitamin B1 sowie Vitamin C und Kalzium.*

ORANGEN-GRÜNKOHL

✓ reich an Vitamin C ✓ Eisenquelle ✓ kalorienarm

Zutaten

2 Personen 20 Minuten

1 Glas Grünkohl, alternativ: frischer Grünkohl
1 Orange
1 rote Zwiebel
1 Knoblauchzehe
½ Chilischote
200 ml Gemüsebrühe
1 Tl Currypulver
6 Walnüsse
2 El Pflanzenöl
1 daumennagelgroßes Ingwerstück

Zubereitung

Zwiebel, Ingwer und Knoblauch schälen und fein hacken. Die Chilischote entkernen und ebenfalls fein hacken.

Pflanzenöl in einer großen Pfanne erhitzen. Zwiebel, Knoblauch, Chili und Ingwer etwa drei Minuten glasig anbraten. Mit Gemüsebrühe ablöschen.

Den Grünkohl aus dem Glas hinzufügen und etwa fünf Minuten erwärmen. Alternativ frischer Grünkohl: Strunk großzügig mit einem Messer entfernen und in kochendem Salzwasser drei bis fünf Minuten blanchieren, danach kalt abbrausen und in Stücke schneiden.

Die Orange schälen und würfeln. Unter den Grünkohl heben. Walnüsse in einer Pfanne fettfrei rösten. Den Grünkohl mit Walnüssen garnieren.

♥ *Tipp: Dieses Rezept eignet sich bestens als Beilage für übriggebliebenes Essen. Der Grünkohl passt sowohl zu Nudeln als auch zu Reis oder Quinoa.*

GNOCCHI MIT OLIVEN-KAPERN-SOSSE

✓ Blitz-Rezept ✓ ballaststoffreich ✓ ideal für unterwegs

Zutaten

2 Personen 15 Minuten

1 Paket Gnocchi
1 Zwiebel
1 El Olivenöl
2 El Tomatenmark
1 Tl Oregano
100 ml Wasser
½ Bund gehackte Petersilie
1 Dose Pizzatomaten
¼ Glas Oliven, entsteint
½ Glas Kapern
Salz
Pfeffer

Zubereitung

Die Gnocchi nach Packungsanweisung in heißem Salzwasser kochen.

Die Zwiebel schälen und in Würfel schneiden. Öl in einer Pfanne erhitzen. Die Zwiebelwürfel darin glasig anschwitzen.

Wasser und Tomatenmark hinzufügen. Mit Salz, Pfeffer und Oregano würzen. Die Oliven halbieren. Oliven zusammen mit den Kapern und den Tomaten beifügen.

Kurz aufkochen und bei geringer Hitze etwa fünf Minuten köcheln lassen. Die Petersilie unterrühren.

EAT FRESH

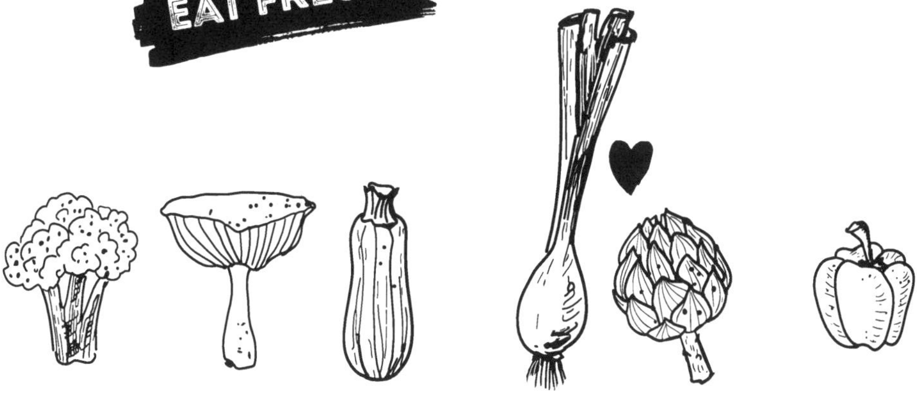

Wo die Liebe den Tisch deckt,
schmeckt das Essen am besten.

Bei einer kohlenhydratarmen Ernährung denken viele hauptsächlich an Fisch, Fleisch und Milchprodukte. Die folgenden Rezepte zeigen, dass sich Low Carb und vegan einfach und lecker vereinen lassen.

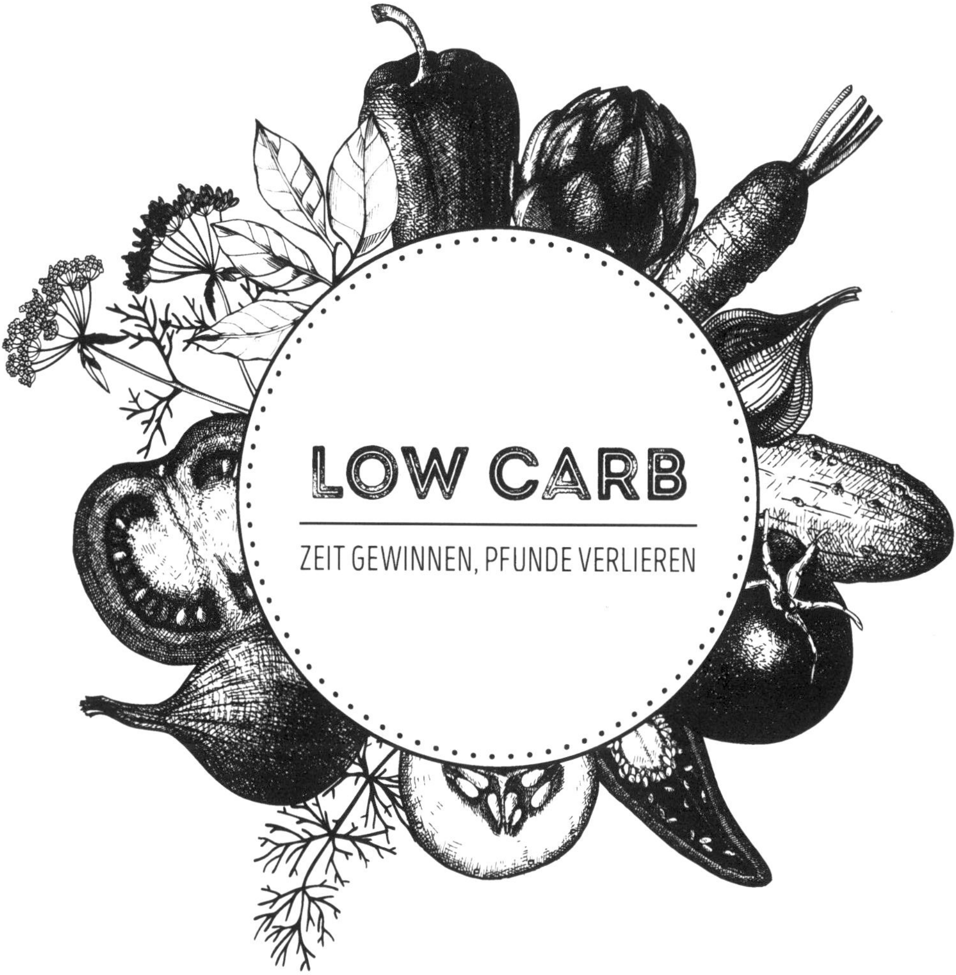
LOW CARB
ZEIT GEWINNEN, PFUNDE VERLIEREN

SALAT MIT SPARGEL UND ERDBEEREN

✓ enthält gesunde Fette ✓ regional ✓ glutenfrei

Zutaten

2 Personen 20 Minuten

1 Bund grüner Spargel
2 El Olivenöl
2 Handvoll Rucola
6 Erdbeeren
10 Walnüsse
Saft einer Orange
1 Tl Senf
1 Tl Agavendicksaft
½ Bund Schnittlauch
Salz
Pfeffer

Zubereitung

Die holzigen Enden des Spargels entfernen. Den Spargel in etwa vier Zentimeter große Stücke schneiden. Einen Esslöffel Öl in einer Pfanne erhitzen und den Spargel darin für drei Minuten anbraten. Mit der Hälfte des Orangensafts ablöschen. Zugedeckt bei mittlerer Hitze etwa zehn Minuten dünsten lassen. Mit Pfeffer und Salz abschmecken.

Rucola und Erdbeeren waschen. Den Rucola auf Tellern verteilen. Die Erdbeeren in Scheiben schneiden. Die Walnüsse mit einem scharfen Messer hacken und in einer Pfanne fettfrei rösten. Die Hälfte der Walnüsse zusammen mit dem restlichen Olivenöl, Orangensaft, Salz, Pfeffer, Agavendicksaft und Schnittlauch in ein hohes Gefäß geben. Das Ganze mit dem Pürierstab zu einem cremigen Dressing verrühren.

Den Spargel, das Dressing und die Erdbeeren auf dem Rucola verteilen. Mit den restlichen Walnüssen garnieren.

♥ *Tipp: Walnüsse sind wahre Power-Nüsse. Sie enthalten unter anderem viele ungesättigte Fettsäuren, Vitamin E, Kalium, Zink, Magnesium, Eisen und Kalzium.*

GEMÜSE-KRÄUTER-PFANNE

✓ glutenfrei ✓ fettarm ✓ kalorienarm

Zutaten

2 Personen 25 Minuten

1 Zucchini
1 Schale Austernpilze
1 Zwiebel
2 Paprika
2 Tomaten
4 Thymianzweige
2 Rosmarinzweige
1 Zitrone
100 ml Gemüsebrühe
2 El Olivenöl
1 El Tomatenmark
Salz
Pfeffer

Zubereitung

Zucchini in mundgerechte Stücke schneiden. Zwiebel schälen und würfeln. Paprika entkernen und in Streifen schneiden. Pilze putzen und in Scheiben schneiden. Die Tomaten vierteln.

Die Kräuter waschen und trocken schütteln. Die Blätter vorsichtig abzupfen und fein hacken. Zitronenschale abreiben und die Zitrone entsaften.

Olivenöl in einer Pfanne erhitzen und die Zwiebeln darin glasig anbraten. Nach etwa drei Minuten das Tomatenmark hinzugeben und mit anbraten. Zucchini, Tomate, Paprika und Pilze hinzufügen und fünf Minuten mitbraten. Das Ganze mit Gemüsebrühe ablöschen und noch mal kurz aufkochen lassen.
Die Kräuter hinzufügen und alles mit Zitronensaft, Salz und Pfeffer abschmecken. Den Zitronenabrieb unterrühren.

♥ *Tipp: Je nach Saison und Vorräten können Sie das Gemüse nach Belieben variieren. Dabei sollten Sie auf die Garzeiten achten. Gemüsesorten wie Kartoffeln, Auberginen und Bohnen dürfen nicht roh gegessen werden und sollten durchgegart werden.*

TOFU-SALAT

✓ Blitz-Rezept ✓ ideal für unterwegs ✓ fettarm

Zutaten

2 Personen 10 Minuten

1 Päckchen Räuchertofu
1 Zwiebel
3 El Pflanzenöl
3 El Essig
1 Tl Senf
5 Gewürzgurken
Salz
Pfeffer

Zubereitung

Essig, Öl, Senf, Salz und Pfeffer zu einer Vinaigrette verrühren.

Den Räuchertofu in Würfel schneiden. Die Zwiebel schälen und in Ringe schneiden. Die Gewürzgurken in Würfel schneiden.

Tofu, Zwiebel, Gurke und Vinaigrette vermischen.

♥ *Tipp: Obwohl Essig aus pflanzlichen Zutaten besteht, wird er während der Herstellung häufig durch Gelatine geklärt. Aus der Zutatenliste geht das jedoch nicht hervor, sodass sich Veganer und Vegetarier vorher informieren sollten, welche Essigsorten ohne tierische Bestandteile hergestellt wurden.*

OFEN-KOHL

✓ glutenfrei ✓ reich an Vitamin C ✓ kalorienarm

Zutaten

2 Personen 25 Minuten

1 Spitzkohl
2 Aprikosen
80 ml Weißwein
1 Zwiebel
3 El Olivenöl
5 El Pflanzenöl
3 El Mandelblättchen
½ Zitrone
1 El Agavensirup
½ Bund Schnittlauch
Salz
Pfeffer

Zubereitung

Den Backofen auf 180° C vorheizen. Den Spitzkohl in etwa drei Zentimeter dicke Streifen schneiden und in eine Auflaufform legen. Leicht salzen.

Die Aprikose entkernen und würfeln. Aprikose zum Spitzkohl geben und mit Weißwein übergießen. Die Zwiebel schälen und würfeln. Mit Olivenöl, Mandelblättchen und Pfeffer vermischen. Das Ganze in der Auflaufform verteilen.
Für 15 Minuten backen.

In der Zwischenzeit den Schnittlauch in Röllchen schneiden. Die Schale der Zitrone abreiben und den Saft auspressen. Beides mit Pflanzenöl, Agavensirup und Schnittlauch vermengen. Den heißen Spitzkohl mit Schnittlauch-Öl servieren.

♥ *Tipp: Der Ofen-Kohl passt hervorragend zu gebratenen Falafel-Bällchen, die Sie vorbereitet im Supermarkt erhalten. Doch auch Quinoa bildet eine leckere Beilage zum Ofen-Kohl. Spitzkohl ist bekömmlicher als Weißkohl. Allerdings hält er sich häufig nur wenige Tage. Kaufen Sie auf Vorrat, wickeln Sie den Kohl in ein feuchtes Tuch und lagern Sie ihn im Kühlschrank.*

Wir kennen sie alle: Tage, an wir Heißhunger auf Süßes haben. Und weil das hin und wieder überhaupt nicht schlimm ist, finden Sie folgend Rezepte für süße Hauptgerichte.

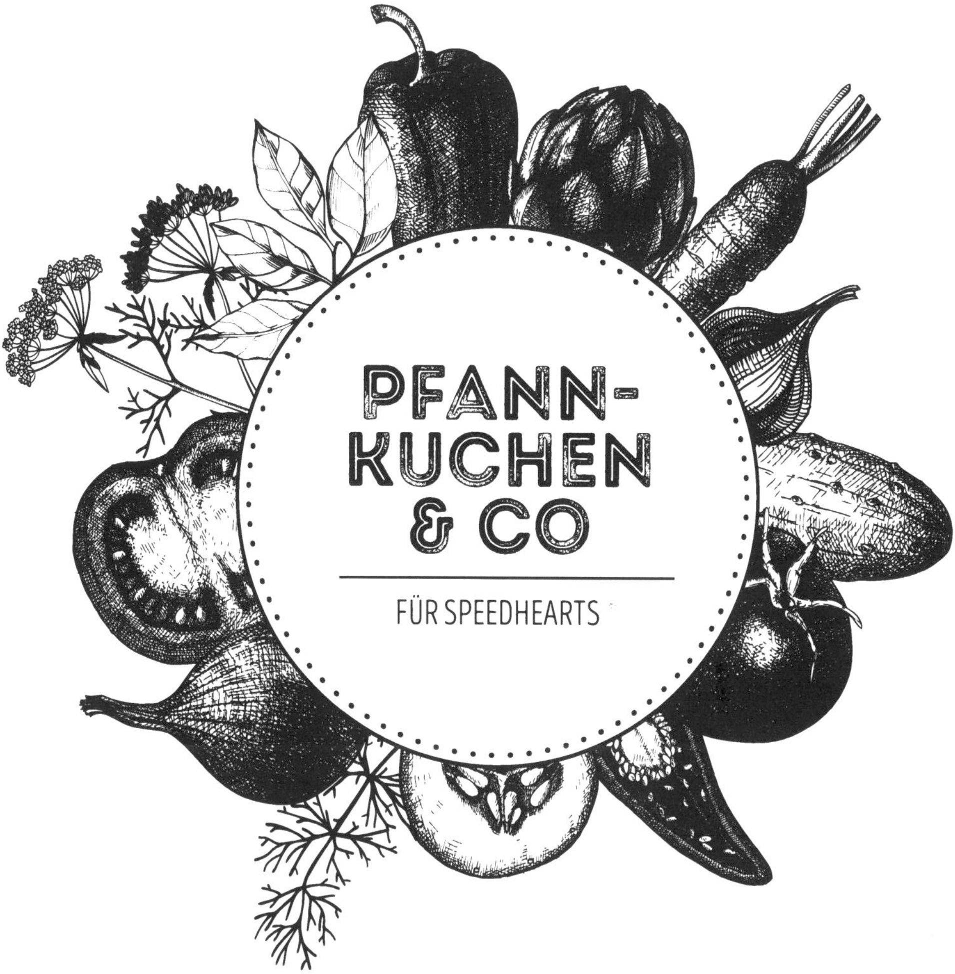

PFANN-KUCHEN & CO

FÜR SPEEDHEARTS

BLAUBEER-BANANEN-PFANNKUCHEN

✓ Soulfood ✓ reich an Vitaminen ✓ warm und kalt ein Genuss

Zutaten

2 Personen 20 Minuten

Für die Pfannkuchen:
250 g Dinkel-Vollkornmehl
1 Tl Backpulver
½ Päckchen Vanillezucker
abgeriebene Schale
½ Bio-Zitrone
250 ml Mandelmilch
1 reife Banane
½ El Pflanzenöl
½ Schale Blaubeeren,
(alternativ tiefgefroren)

Für das Beeren-Topping:
½ Handvoll Blaubeeren
½ Handvoll Himbeeren
½ Handvoll Brombeeren
Ahornsirup oder Agavendicksaft zum Garnieren

Zubereitung

Mehl, Backpulver, Vanillezucker und Zitronenschale vermengen. Die Mandelmilch hinzufügen und das Ganze zu einem glatten Teig verrühren.

Die Banane schälen und mit einer Gabel zerdrücken. Das Bananenpüree mit dem Teig verrühren. Die Blaubeeren unter den Pfannkuchenteig heben.

Das Pflanzenöl in einer Pfanne erhitzen. Aus dem Teig nach und nach vier Pfannkuchen im heißen Öl ausbacken. Die Pfannkuchen jeweils etwa drei Minuten pro Seite backen, bis sie goldbraun sind.

Die Pfannkuchen aus der Pfanne nehmen und mit einigen Beeren belegen. Die Pfannkuchen zusammenklappen. Das Ganze mit Ahornsirup oder Agavendicksaft sowie den restlichen Beeren garnieren.

KAISERSCHMARRN MIT QUINOA

✓ zuckerfrei ✓ reich an Vitamin C ✓ glutenfrei

Zutaten

2 Personen 25 Minuten

100 g Himbeeren
(frisch oder tiefgefühlt)
10 g Chia-Samen
150 Quinoa
375 ml Mandelmilch
1 Zitrone
80 g Rosinen
2 El Kokosöl

Zubereitung

Die Himbeeren in ein hohes Gefäß geben und mit dem Pürierstab pürieren. Die Chia-Samen unterheben und beiseite Stellen.

In einem Topf den Mandeldrink aufkochen. Quinoa hinzufügen und etwa zehn Minuten köcheln lassen. Anschließend mit dem Pürierstab pürieren. Die Schale der Zitrone reiben. Zitronenabrieb und Rosinen vorsichtig unter die Quinoa heben.

In einer Pfanne Öl erhitzen. Quinoa hinzugeben und etwa drei Minuten ausbacken, bis die Masse leicht goldbraun wird. Wenden und ebenfalls drei Minuten ausbacken. Die Pfannkuchen in mundgerechte Stücke zerteilen. Auf Teller verteilen und mit der Chia-Himbeer-Sauce servieren.

♥ *Tipp: Mit einem Vitamin-C-Gehalt von 25 mg decken 100 g Himbeeren etwa ein Viertel des empfohlenen Tagesbedarfs. Zudem enthalten Himbeeren Eisen, Kalzium, Kalium und Magnesium.*

MANGO-NUDELN

✓ ballaststoffreich ✓ reich an Vitamin C ✓ Sattmacher

Zutaten

2 Personen · 20 Minuten

1 Mango
300 g Vollkorn-Penne
2 El Rohrzucker
1 El Wasser
½ Limette
40 g Margarine
100 g pflanzliche Schlagcreme
1 Tl Vanillezucker
1,5 El Haferflocken
1 Tl Zimt

Zubereitung

Penne nach Packungsanleitung garkochen. Die Mango schälen und in Würfel schneiden. Die Limette entsaften.

Einen Esslöffel Rohrzucker und einen Esslöffel Wasser in einem kleinen Topf erhitzen. Sobald das Wasser verdampft ist, die Mangowürfel hinzugeben und umrühren. Den Limettensaft zufügen und das Ganze fünf Minuten köcheln lassen. Die Schlagcreme mit einem Teelöffel Limettensaft und Vanillezucker mit dem Hand-Mixer aufschlagen. Optional: Die Haferflocken im Mixer fein mahlen.

Die Margarine in einer Pfanne erhitzen. Die Haferflocken hinzugeben und rösten, bis sie leicht braun sind. Die Nudeln zur Margarine und den Haferflocken geben und etwa fünf Minuten mit anbraten.

In einer kleinen Schale den restlichen Rohrzucker mit dem Zimt mischen. Den Zimt-Zucker mit den Nudeln vermengen. Die Nudeln auf einen Teller geben. Mit Mangokompott und Schlagcreme servieren.

Smile!

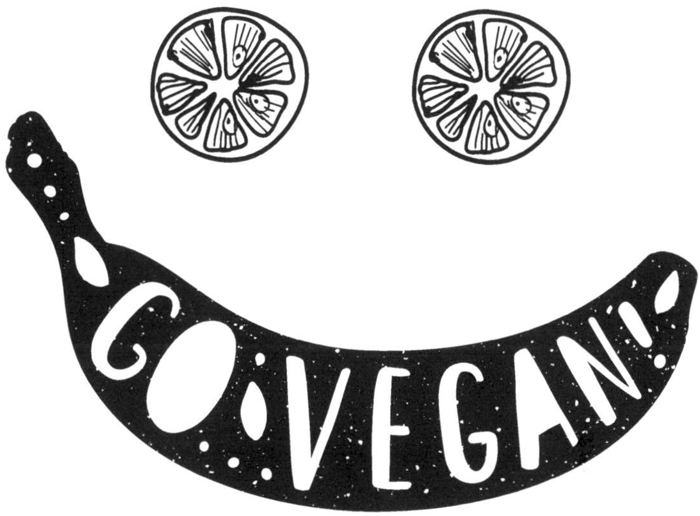

REGISTER

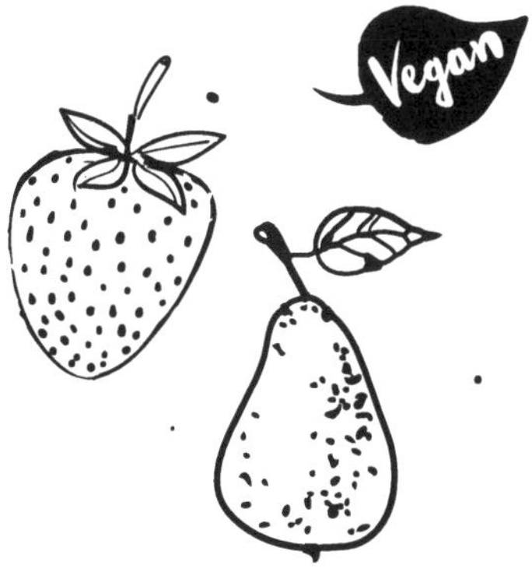
Vegan

HAFTUNGSAUSSCHLUSS

Die von mir bereit gestellten Inhalte und Informationen wurden mit größter Sorgfalt erstellt, gewissenhaft recherchiert und basieren auf aktuellen Forschungsergebnissen. Für die Richtigkeit, Vollständigkeit, Genauigkeit und Aktualität der Inhalte kann ich jedoch keine Garantie und keine Gewähr übernehmen. Die Nutzung des Buchs sowie die Umsetzung aller darin enthalten Informationen erfolgt auf eigenes Risiko. Das Buch stellt keine medizinische Hilfe dar. Die bereitgestellten Informationen dienen ausschließlich zu Informationszwecken und ersetzen in keinem Fall eine persönliche Beratung, Untersuchung oder Diagnose durch einen staatlich anerkannten Arzt. Druckfehler und Falschinformationen können nicht vollständig ausgeschlossen werden. Die Autorin übernimmt für Druckfehler keine Haftung. Haftungsansprüche gegen die Autorin, die sich auf Schäden materieller oder ideeller Art und Weise beziehen, die durch die Nutzung unvollständiger oder nicht-aktueller Informationen verursacht wurden, sind ausgeschlossen. Rechts- und Schadenersatzansprüche sind daher nicht möglich.

IMPRESSUM

Projektkoordination: Victoria Cocco, Schleusenstraße 17, 60327 Frankfurt
E-Mail: lengsfeldautor@gmail.com

Printed in Poland
by Amazon Fulfillment
Poland Sp. z o.o., Wrocław

51517030R00051